Grávida e Bela

Dra. Carla Góes Sallet

Grávida e Bela

Um guia prático de saúde e beleza para a gestante

Ediouro

Editor associado: A. P. Quartim de Moraes
Produtora editorial: Marcia Batista
Coordenadora de produção: Adriane Gozzo
Assistente de produção: Juliana Campoi
Preparação: Tuca Faria
Revisão: Flávia Schiavo
Editora de arte: Ana Dobón
Projeto gráfico, diagramação e capa: Sopa de Letrinhas Design Editorial
Ilustrações das aberturas: Boitatá Ilustrações
Ilustrações de miolo: Pryscila Vieira
Foto da capa: Wilson Maecagnan (arquivo pessoal da autora)
Foto da orelha: Priscila Prade (arquivo pessoal da autora)
Fotos de miolo: Domingues (arquivo pessoal da autora)

Dados Internacionais de Catalogação na Publicação (CIP)
(Câmara Brasileira do Livro, SP, Brasil)

Sallet, Carla Góes
Grávida e bela: um guia prático de saúde e beleza para a gestante / Carla Góes Sallet – São Paulo : Ediouro, 2009.

Bibliografia
ISBN 978-85-00-02471-9

1. Beleza - Cuidados 2. Beleza corporal 3. Gestantes - Cuidados e higiene 4. Gravidez I. Título.

09-01319 CDD-613.0424

Índices para catálogo sistemático:
1. Gestantes : Saúde e beleza : Ciências médicas 613.0424
2. Mulheres grávidas : Saúde e beleza : Ciências médicas 613.0424

Este livro, composto em Electra LT Std, foi impresso
pela RR Donnelley Moore sobre papel couché fosco 90g em março de 2009.

R. Nova Jerusalém, 345 - Bonsucesso
Rio de Janeiro - RJ - CEP: 21042-235
Tel.: (21) 3882-8200 - Fax: (21) 3882-8212/8313
www.ediouro.com.br

À minha filha Carolina,
que me ensinou e me presenteou
com o mais puro e verdadeiro amor.

Ao meu filho Afonso,
que chegou em minha vida
trazendo à flor da pele antigas sensações
e uma fonte incessante de amor.

Às várias mães e pais que estiveram presentes
em diferentes fases da minha vida,
sendo cada um deles doadores
de eterno carinho e supremo amor.

Em especial a uma das mães, D. Carmem,
que onde estiver estará sempre me apoiando
e feliz por minha trajetória.

Ao Roberto Pérez, por seu profissionalismo,
incentivo, carinho e dedicação.
Ele soube me guiar para um caminho
de mudanças e crescimento.

Sumário

Prefácio

No último Dia das Mães do século XX a mídia brasileira mostrou ao público com que imagem as mulheres estão entrando no novo milênio. Para estimular papais e crianças às compras, outdoors e páginas inteiras de jornais exibiram fotos de moças bem-arrumadas em seus tailleurs e bolsas de executivas, portando celulares ou trabalhando no computador — produtos, aliás, apresentados como opção moderna para presentear aquela que um dia já foi a Rainha do Lar. Mulheres cercadas de filhos, fazendo o café da manhã e despachando a família para suas atividades, parecem cena de filme desbotado, feito num passado um tanto remoto.

A propaganda não forja novos conceitos sem antes realizar exaustivas pesquisas para saber como as famílias enxergam o papel da mulher, ou como elas próprias se veem ou gostam de ser vistas. O que já foi chamado ideal feminino hoje está mais ligado à opção pela atuação no mercado de trabalho e à realização profissional. É sinal dos tempos, mas não resolve nossos problemas.

Neste novo século cai por terra a velha separação entre a casa e a rua. O muro entre as duas ruiu e a mudança é irreversível. A família se articula em novas bases, papéis são reinventados todos os dias e as funções tradicionais são postas em xeque. No centro dessa revolução — talvez a mais importante dos últimos cem anos — estão as mulheres.

As novidades, no entanto, costumam cobrar seu preço. A cada exigência surgida do nada, há que se apresentar um desempenho forjado na raça. Não há muitas gerações precedentes para ensinar o caminho das pedras, nem as feministas dos anos 1960 escreveram a receita. Viemos todas para este mundo novo e não trouxemos a bula.

Dezenas de manuais e livros de autoajuda foram escritos na tentativa de pavimentar o caminho do sucesso e da realização profissional. Na maior parte, escritos por homens habituados à razão e ao pragmatismo. Poucos se lembraram de que o desenvolvimento das corporações e as múltiplas engenharias dos mercados não podem prescindir na perpetuação da espécie.

Falamos da espécie humana e, claro, das mulheres, que têm a função biológica de trazer novas vidas ao planeta. Embora tenham sido empurradas para a vida pública, ainda não se inventou um jeito de fazer crescer e multiplicar a humanidade sem as mulheres.

Talvez os pensadores do mercado tenham achado que essa parte da história deveria ficar por conta da Natureza. Ela faz a sua parte, sem dúvida nenhuma. Mas, ainda assim, a mulher tem de fazer a parte dela. E já sabemos que esta parte, na verdade, são muitas.

A gravidez é um período único na vida de uma mulher, não importa por quantas ela tenha passado. É um tempo em que se vive da graça de saber que, através de nós, está vindo ao mundo um novo ser, com toda sua singularidade. Uma outra forma de amor começa a ser experimentada. Coração e alma se inundam de curiosidade pela pessoinha que ainda não se conhece e que mudará tudo para sempre. Entre a mãe e o bebê cria-se desde logo uma conexão que tem o signo da perenidade em seus compromissos.

Mas é também um tempo difícil. De medos e ansiedade, de esperança e de transformações. Enquanto o corpo vai mudando e a expectativa cresce, as exigências do mundo não dão trégua. É preciso continuar na luta, vigiar a carreira, manter o bom humor. Tem-se de cuidar da saúde — de si própria e do bebê que se forma — e dar conta de todas as demais tarefas.

E, acima de tudo, conservar a imagem. Isso mesmo, aquela que a publicidade forjou como a da mãe perfeita: em forma, bem-cuidada, com postura confiante e olhar sereno. Imagem da qual é quase impossível escapar. Parece difícil? Nem tanto assim.

Neste livro, a doutora Carla Góes Sallet vai mostrar por quê. À experiência de médica ela acrescenta sua vivência como grávida. Como boa parte de suas pacientes, ela própria teve de cuidar do consultório, frequentar centros cirúrgicos, manter-se atualizada em sua área, cuidar da sua saúde e beleza e, ao mesmo tempo, preparar-se para incondicionalmente amar seu bebê.

Talvez seja ainda mais surpreendente saber que, enquanto mantinha a atividade médica e desenvolvia a gestação, a doutora Carla não apenas escreveu este livro como também continuou a atuar com entusiasmo na organização não-governamental Mãezinhas de Rua, que ajudou a criar e atende meninas grávidas carentes.

Tudo o que ela aprendeu e viveu está aqui, para ajudar as mulheres neste período de tantas mudanças, em que o corpo se altera, a alma se alarga e as preocupações aumentam sem parar.

Há mulheres que acham difícil saber qual é a hora certa para engravidar. Outras parecem que jamais tiveram dúvidas e fizeram a hora. Nem toda gravidez vem no tempo certo; muitas chegaram antes ou mais tarde do que o desejado.

Não importa. A Natureza deu nove meses às mulheres para que se preparassem. É um tempo de cuidados especiais, de polir e de fazer brilhar. O bebê que vai nascer se verá nos olhos da mãe. Ela será seu espelho, refletindo e traduzindo o que ainda não pode entender neste mundo tão complexo. Daquilo que o bebê enxergar dependerá sua relação com a vida, e é disso que o livro vai tratar. Da vida, do amor, da beleza.

Mônica Waldvogel

Apresentação

Ser criado, gerar-se, transformar
O amor em carne e a carne em amor; nascer
Respirar, e chorar e adormecer
E se nutrir para poder chorar

Vinicius de Moraes

A maternidade em si é um ato solitário, único, incomparável. Não há mulher às voltas com sua primeira gestação que não se veja perdida em meio à angústia e à incerteza, ao mesmo tempo que experimenta uma sensação de euforia inebriante. O dom natural se mescla à torrente de informações sobre como gestar, o parto, os cuidados com o bebê, o enxoval... Os dias se intercalam entre as incompreensíveis transformações. E os incontáveis hormônios cobrando um posicionamento, glândulas que despejam em seu corpo infinitos elementos que possibilitam a maravilha da criação da vida!

Conforme as semanas se completam, as incertezas se multiplicam. E a futura mãe passa a buscar em sua essência aquele inexplicável sexto sentido, que nesses momentos passa a ser vital.

Durante séculos a medicina se dedicou a procurar respostas clínicas às angústias femininas no que se refere à maternidade. Não se questionava sobre a necessidade de informar a gestante dos possíveis riscos à sua autoestima. Afinal, era uma ideia corrente que a maternidade se tratava de uma dádiva, e o *dom* por si só deveria bastar para que ela se sentisse feliz.

Hoje, porém, munida de todas as informações possíveis, essa mulher quer mais. Ela almeja, com razão, unir maternidade, bem-estar, saúde e beleza. Porque se o dom de ser mãe é inerente a ela, sua beleza é, do mesmo modo, um componente fundamental para a integridade de sua essência.

Grávida e bela nasceu desse anseio. Como médica e especialista em medicina estética, tive a oportunidade de vivenciar grandes momentos com minhas pacientes. Meu objetivo não se restringia a alertá-las quanto aos aspectos estéticos, mas também aos psicológicos, com o intuito de lhes fornecer toda a orientação possível para que mantivessem o equilíbrio em sua autoestima.

Ao longo dos anos, em meu consultório, pude coletar um rico material – advindo de experiências como a alegria da confirmação da gravidez, receios e incertezas, a culpa motivada pela crescente preocupação com sua aparência e os incômodos naturais que resultam da nova situação –, que foi sendo carinhosamente compilado e arquivado, na espera do momento em que viria a servir como fonte para este livro.

Portanto, *Grávida e bela* é fruto dessa experiência. Ou melhor, de um conjunto de experiências, em que me incluo em diversos momentos, com sentimentos vivenciados durante a primeira e a segunda gravidezes. Procurei abordar questões variadas e comuns ao dia a dia da gestante de uma maneira clara e alegre, para que o livro possa servir como um guia completo de saúde e beleza, colaborando para que ela usufrua de uma gestação equilibrada e feliz.

Em meu consultório, deparei com inúmeras incertezas das gestantes: "E o meu corpo? O que vai acontecer com ele? Como manter-me bem, bela e sem culpa? Quais são os tratamentos estéticos possíveis? Onde buscar as respostas?".

Grávida e bela não tem a pretensão de esgotar o assunto. Principalmente porque a rapidez com que a medicina avança torna qualquer tema passível de complementações periódicas. O objetivo desta obra é dividir com todas as mulheres a experiência de quem viveu as angústias e as incertezas da maternidade e teve meios de buscar as respostas às suas indagações.

Acima de tudo, *Grávida e bela* quer que a mulher compreenda que pode e deve se amar, oferecendo os subsídios fundamentais para que a relação mãe-filho seja de fato ímpar, baseada em plenitude, afeto e amor.

E, ainda, como o homem também tem o direito de expor suas dúvidas, angústias e incertezas, e sobretudo para permitir-lhe o prazer de participar desse momento tão único na vida a dois, foi preparado, especialmente para ele, um capítulo à parte. Espero que "Pai pode e precisa participar" ajude-o a se integrar na gravidez.

Prólogo

Tomando contato com o desconhecido

Ainda era muito cedo quando saí para a rua. A crescente luz do dia parecia refletir a ansiedade que aumentava a cada passo. Não tive coragem de abrir o envelope logo que o recebi, pois queria estar na segurança de minha casa para poder dar total vazão à alegria ou à frustração, dependendo da resposta impressa naquele documento.

Na casa vazia, o silêncio era meu cúmplice. Chegara a hora. Tirei cuidadosamente o envelope da bolsa e abri, o coração pulsando mais rápido a cada segundo...

Mal pude acreditar! Grávida! Meu primeiro filho, enfim, estava a caminho! Corri para o telefone e, em vão, tentei recordar os números, pois minha mente só pensava naquela criaturinha que crescia em meu ventre... e que em pouco tempo se tornaria um bebê: o meu bebê!

Essa foi uma pálida descrição do modo como tomei contato com a notícia da minha primeira gravidez. Tinha 32 anos, uma vida estabilizada – subentenda-se: excelente emprego, um casamento que completara dois anos, um marido companheiro e amigo –, era quase uma mulher realizada. O desejo de engravidar não era inerente a mim como havia sido apregoado por gerações e gerações de mulheres. Na verdade, tratou-se de uma vontade gradativa, que foi semeada, cuidada e amadurecida dia após dia.

Medo. Essa é a palavra que descreve de forma geral o que eu sentia em relação à gravidez. Medo de perder a forma física, obtida à custa de muita malhação; medo de perder o status, resultado de anos de esforços; medo da gravidez em si e do parto, da dor, da depressão e de outros fatores descritos por inúmeras mulheres.

A notícia da gravidez veio em meio a esse processo de superação desses receios. No decorrer da gestação, experimentei momentos de euforia, dúvidas, alegria, angústia e, em dado momento, o pior de todos: de solidão. Ao contrário do que ocorre em situações normais, a sensação de estar só não foi ocasionada pela falta de apoio do companheiro ou da família, mas pela falta de informações claras sobre a própria gestação.

Passada a euforia inicial, achei que era o momento de iniciar os preparativos. O primeiro passo foi comunicar a notícia. Familiares, marido, amigos. Depois, corri a uma livraria em busca de subsídios; folheei alguns livros, li as orelhas e escolhi três.

Achei que estaria suficientemente abastecida por aquele instante, mas, conforme lia cada página, um estranho incômodo se apossava de mim. Não sabia direito o que era. Só depois que terminei o último livro é que me dei conta: e eu? Onde entro nisso?

Nos livros havia tudo o que qualquer pessoa precisava saber sobre gestação. Tudo o que era necessário para que a gravidez transcorresse bem (como se meu corpo fosse só o ventre) e o bebê se desenvolvesse plenamente.

Mas... e como eu fico? Como lido com as glândulas que insistem em trabalhar, enfurecidas, despejando torrentes de hormônios em meu organismo, causando sensações inusitadas e inexplicáveis?

Todas essas questões me perseguiram ao longo dos meses, ao mesmo tempo que eu me enchia de culpa... As respostas, obtidas com grande dificuldade, foram sendo coletadas em diversas fontes, com muitos especialistas e inúmeros livros.

Identificou-se com o que acabou de ler? Ouvi diversos relatos semelhantes a este em meu consultório. Por isso quero que você venha comigo em um trabalho conjunto que esclareça o máximo de dúvidas para que esse momento único possa ser apreciado em toda a sua glória. Bem-vinda ao livro *Grávida e bela*!

Dra. Carla Góes Souza Sallet

Semana a semana

O que acontece com você e seu bebê?

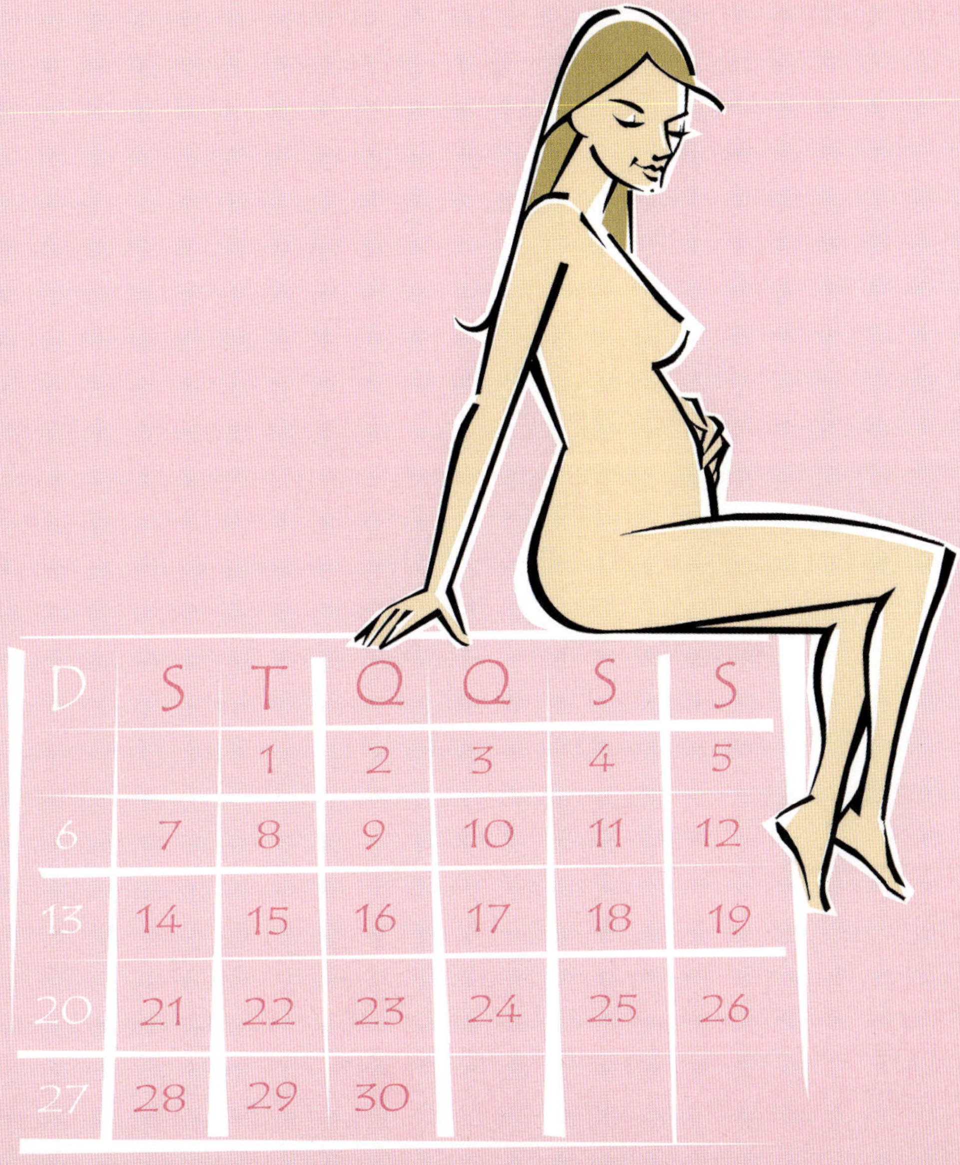

Saber em que estágio está nosso pequenininho é uma alegria, certo? Portanto aí vai um sumário do que se dá em cada etapa de seu desenvolvimento.

Fazer as contas é simples: a contagem de semanas tem início no primeiro dia do último período menstrual. E a fecundação se dá geralmente no 14º dia. Essa contagem permite que a duração da gravidez se prolongue por quarenta semanas (na verdade, duzentos e sessenta e seis dias).

Importante: lembre-se de que todas as medidas – peso e altura – são médias. Existem inúmeras oscilações tanto para baixo como para cima. Trata-se somente de um parâmetro para que você possa acompanhar o desenvolvimento de seu bebê.

1º trimestre

É nesse período que a mulher se encontra envolta por uma camada de sentimentos que modificam e mexem com todo o seu ser. São inúmeras as sensações, as alegrias, as apreensões, a euforia, o medo, as dúvidas... Muitas dúvidas! Como equilibrar a vida

Evolução das mãos e dos pés

Mãos

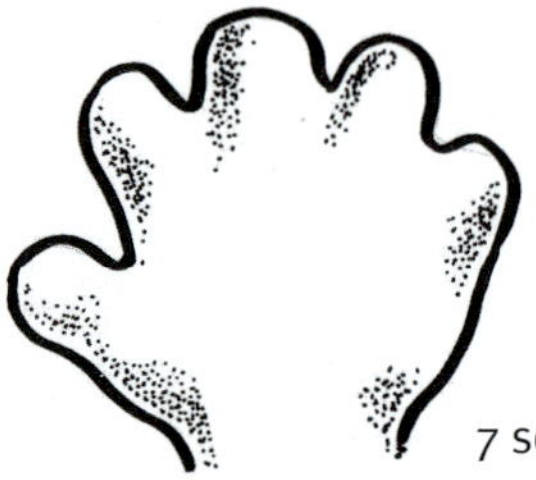

7 semanas

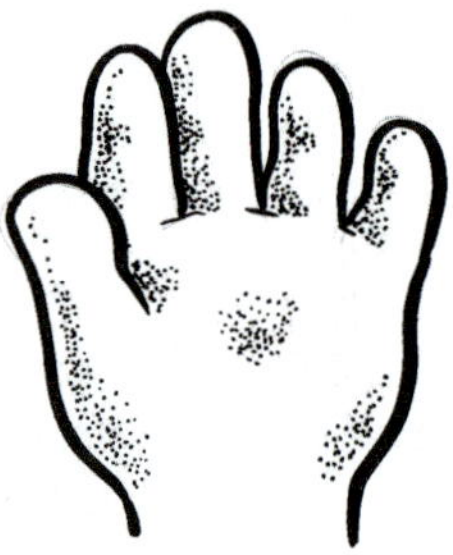

8 semanas

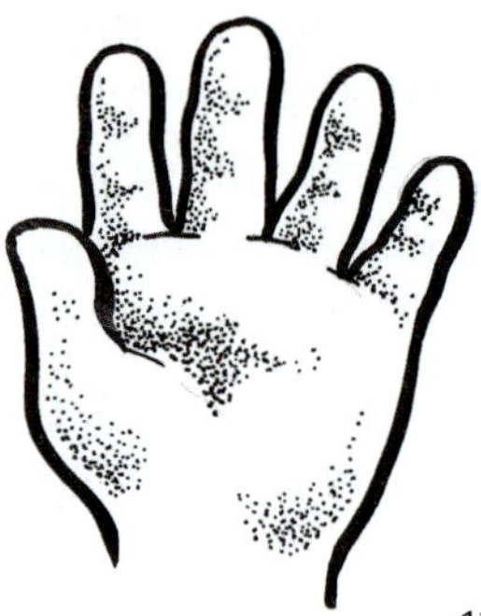

13 semanas

Pés

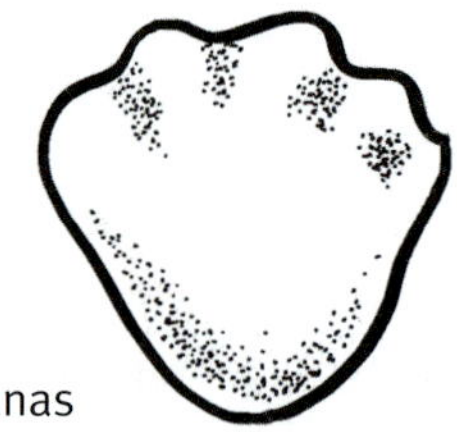

7 semanas

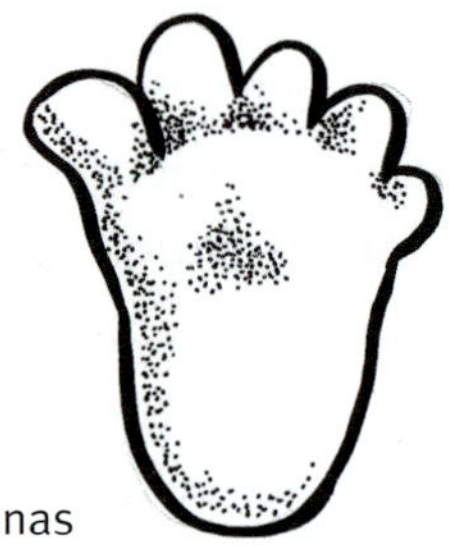

8 semanas

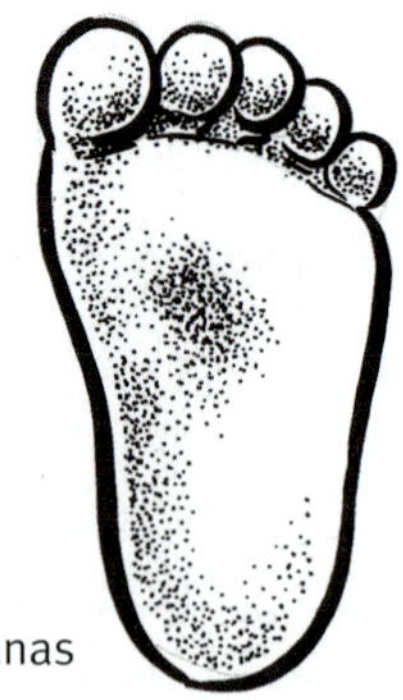

13 semanas

Quando nascerá meu bebê?

A tabela a seguir a auxiliará a calcular a data prevista do parto. Procure na primeira linha a data correspondente ao primeiro dia da última menstruação. A data que aparece abaixo desta marca 280 dias posteriores, ou seja, a data prevista do parto. É normal que o bebê nasça com duas semanas de antecipação ou atraso em relação à data prevista.

janeiro	1	2	3	4	5	6	7	8	9	10	11	12	13	14	15	16	17	18	19	20	21	22	23	24	25	26	27	28	29	30	31
out./nov.	8	9	10	11	12	13	14	15	16	17	18	19	20	21	22	23	24	25	26	27	28	29	30	31	1	2	3	4	5	6	7
fevereiro	1	2	3	4	5	6	7	8	9	10	11	12	13	14	15	16	17	18	19	20	21	22	23	24	25	26	27	28			
nov./dez.	8	9	10	11	12	13	14	15	16	17	18	19	20	21	22	23	24	25	26	27	28	29	30	1	2	3	4	5			
março	1	2	3	4	5	6	7	8	9	10	11	12	13	14	15	16	17	18	19	20	21	22	23	24	25	26	27	28	29	30	31
dez./jan.	6	7	8	9	10	11	12	13	14	15	16	17	18	19	20	21	22	23	24	25	26	27	28	29	30	31	1	2	3	4	5
abril	1	2	3	4	5	6	7	8	9	10	11	12	13	14	15	16	17	18	19	20	21	22	23	24	25	26	27	28	29	30	
jan./fev.	6	7	8	9	10	11	12	13	14	15	16	17	18	19	20	21	22	23	24	25	26	27	28	29	30	31	1	2	3	4	
maio	1	2	3	4	5	6	7	8	9	10	11	12	13	14	15	16	17	18	19	20	21	22	23	24	25	26	27	28	29	30	31
fev./mar.	5	6	7	8	9	10	11	12	13	14	15	16	17	18	19	20	21	22	23	24	25	26	27	28	29	30	31	1	2	3	4
junho	1	2	3	4	5	6	7	8	9	10	11	12	13	14	15	16	17	18	19	20	21	22	23	24	25	26	27	28	29	30	
mar./abr.	8	9	10	11	12	13	14	15	16	17	18	19	20	21	22	23	24	25	26	27	28	29	30	31	1	2	3	4	5	6	
julho	1	2	3	4	5	6	7	8	9	10	11	12	13	14	15	16	17	18	19	20	21	22	23	24	25	26	27	28	29	30	31
abr./maio	7	8	9	10	11	12	13	14	15	16	17	18	19	20	21	22	23	24	25	26	27	28	29	30	1	2	3	4	5	6	7
agosto	1	2	3	4	5	6	7	8	9	10	11	12	13	14	15	16	17	18	19	20	21	22	23	24	25	26	27	28	29	30	31
maio/jun.	8	9	10	11	12	13	14	15	16	17	18	19	20	21	22	23	24	25	26	27	28	29	30	31	1	2	3	4	5	6	7
setembro	1	2	3	4	5	6	7	8	9	10	11	12	13	14	15	16	17	18	19	20	21	22	23	24	25	26	27	28	29	30	
jun./jul.	8	9	10	11	12	13	14	15	16	17	18	19	20	21	22	23	24	25	26	27	28	29	30	1	2	3	4	5	6	7	
outubro	1	2	3	4	5	6	7	8	9	10	11	12	13	14	15	16	17	18	19	20	21	22	23	24	25	26	27	28	29	30	31
jul./ago.	8	9	10	11	12	13	14	15	16	17	18	19	20	21	22	23	24	25	26	27	28	29	30	31	1	2	3	4	5	6	7
novembro	1	2	3	4	5	6	7	8	9	10	11	12	13	14	15	16	17	18	19	20	21	22	23	24	25	26	27	28	29	30	
ago./set.	8	9	10	11	12	13	14	15	16	17	18	19	20	21	22	23	24	25	26	27	28	29	30	31	1	2	3	4	5	6	
dezembro	1	2	3	4	5	6	7	8	9	10	11	12	13	14	15	16	17	18	19	20	21	22	23	24	25	26	27	28	29	30	31
set./out.	7	8	9	10	11	12	13	14	15	16	17	18	19	20	21	22	23	24	25	26	27	28	29	30	1	2	3	4	5	6	7

profissional? ("Tenho tantos projetos que dependem de mim! Como comparecer à reunião sentindo tanta náusea?!") Mas não há motivo para tensão, respire fundo e encontre seu equilíbrio.

Realmente, a elevada quantidade de hormônios que passa a atuar em nosso organismo causa mesmo fadiga, náuseas e vômitos. Esses sintomas a acompanharão nesse período inicial da gestação, assim como alguma sonolência e a redução do ritmo diário de atividades. O relacionamento homem-mulher pode se tornar, nessa fase, um pouco delicado. Mas muitas mulheres parecem ficar completamente iluminadas! Seu corpo faz uso dos hormônios em prol da sensualidade, deixando uma aura de alegria e graça por onde passam. E em alguns casos esses mesmos hormônios contribuem de forma incrível para uma sensível melhora do relacionamento sexual. Porém outras, menos afortunadas, talvez tenham de enfrentar depressão (cerca de 20% são afetadas).

"E quanto às minhas formas? Estou começando a perdê-las!" Calma, tudo isso vai passar. Estamos chegando ao 2º trimestre, fase em que o metabolismo começa a se estabilizar, e a sábia natureza norteará seus caminhos em direção ao amor e à tranquilidade.

Novas emoções nos esperam. Siga-me!

Da 3ª à 4ª semana

Em geral é neste período que ocorre a fecundação. Um único espermatozoide irá se unir ao óvulo, que é infinitamente maior que aquele. A partir da formação do blastócito, a magia da vida se encarrega de iniciar os trabalhos de modificar nosso organismo para a manutenção do feto e da gravidez. É nessa fase que o futuro embrião irá se aderir à parede do útero. Ele já consegue produzir hormônio (HCG) em quantidade suficiente para a manutenção da gravidez.

Da 4ª à 5ª semana

É quando se nota a falta da menstruação; poderá surgir uma pequena secreção violácea no período em que a menstruação estaria para descer. Em algumas mulheres podem surgir outros sintomas. Nesse momento, caso haja suspeita, é fundamental suspender a utilização de remédios, fumo e álcool.

O embrião conta agora com três camadas de tecidos das quais se desenvolverão todas as estruturas de seu corpo.

Da 5ª à 6ª semana

É nesse período que os sintomas se intensificam. Enjoos, náuseas e vômitos, fadiga e sonolência, alteração no paladar, aversão a alguns alimentos e desejo por outros, aumento da vontade de urinar e salivação abundante são alguns dos mais comuns. A alteração nas mamas é mais comum em mulheres que já apresentavam aumento e desconforto no período pré-menstrual.

Amiga, prepare-se! Os hormônios chegaram! O estrógeno e a progesterona são os responsáveis por todas essas mudanças e muitas outras mais que estão por vir.

No embrião, é o momento em que a cabeça se forma, o coração pulsa forte (visível no ultrassom) e as pernas crescem. Ainda é muito difícil visualizá-lo. Sua coluna vertebral inicia a formação, seguida do cérebro e da medula espinhal.

Cabeça, tórax e abdome são os próximos. Vasos sanguíneos se unem ao cordão umbilical e à placenta, que por sua vez será responsável por toda a nutrição do embrião e pelo fortalecimento do vínculo entre a mãe e o bebê.

Na 6ª semana ele já tem cerca de 0,6 cm de comprimento, pesando somente alguns gramas.

Da 6ª à 8ª semana

Mesmo que tenha feito o teste caseiro, consulte o médico para confirmar a gravidez. Com um simples exame ginecológico é possível obter a confirmação, pois o útero encontra-se inchado e levemente espesso. Hoje a medicina dispõe de recursos modernos – como o ultrassom endovaginal, que tem a capacidade de confirmar a gestação ainda em seu início (da 4ª à 5ª semana) –, sem a necessidade de todos aqueles inconvenientes de alguns anos atrás, em que a bexiga da paciente deveria estar completamente cheia para a realização do ultrassom abdominal.

Confirmada a gravidez, chega o momento dos exames... (Ver "Testes".) O médico irá lhe perguntar a data da última menstruação e fornecer-lhe todas as recomendações necessárias para o bom andamento da gestação.

Agora, com oito semanas completas, já está formado o embrião, que possui todas as estruturas necessárias para compor os órgãos internos e mede cerca de 2,5 cm. Seu coraçãozinho pulsa forte, como se estivesse querendo dizer: "Olha, eu estou aqui mesmo!". Mamãe e papai podem ouvir os batimentos através de um aparelho de ultrassonografia com Dopller. É indescritível a emoção desse instante: ali está a vida pulsando em nosso bebê! Um momento único que, com certeza, se fixará na memória para sempre.

É também durante essa fase que os dedinhos dos pés e das mãos começam a se delinear. O desenvolvimento da cabeça é exemplar, assim como todas as complexas unidades que a compreendem. Nessa fase é que ocorre a passagem de embrião para feto.

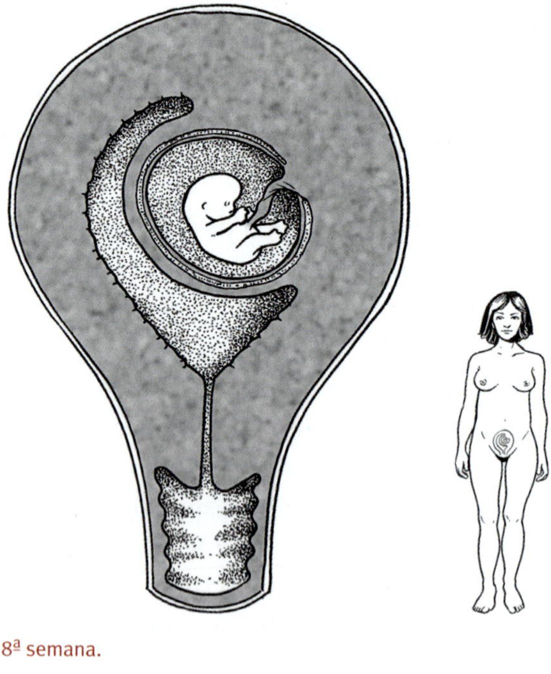

O bebê da 6ª à 8ª semana.

Da 8ª à 11ª semana

Mamãe, todo o seu organismo começa a se modificar. Pode ser que comece a aumentar a circunferência da cintura e ocorra uma distensão abdominal, mas muitas vezes esse distúrbio é causado pelo mau funcionamento do aparelho digestório e o acúmulo de gases, sobretudo à tarde, pois o tamanho do útero ainda é discreto. O peso deve estar estável, embora os seios comecem a pesar e a quantidade de sangue no corpo se avolume gradativamente a partir dessa etapa. Também os rins se modificam para dar conta da filtragem dos líquidos, e nesse ponto é importante cuidar da dieta para não correr o risco de acabar com alguma deficiência nutricional (ver "Gravidez & alimentação").

O feto, já quase um bebê, move-se bastante, embora não seja possível senti-lo. Olhos e dedos, dos pés e das mãos, já estão formados. É a vez da boquinha, seguida pelo nariz. As partes que crescem com maior rapidez são as extremidades, mãos e pés. Seu sistema auditivo já está bastante evoluído, e seus movimentos são intensos, embora imperceptíveis à mãe.

Na 10ª semana, com todos os órgãos formados, o feto começa a ter a aparência de um bebê (até então ele lembrava um peixinho). Com o desenvolvimento dos músculos, seu movimentos se tornarão mais vigorosos.

Com uma cabeça muito grande – muito maior que o corpo –, o feto passa a desenvolver seu sistema reprodutivo (órgãos genitais internos e externos). O coraçãozinho já consegue bombear sangue a todo esse diminuto organismo. Movendo-se bastante, o feto busca o equilíbrio dentro da barriga da mãe. Olhos e dedos, dos pés e das mãos, estão praticamente formados.

2º trimestre

Da 12ª à 14ª semana

Normalmente é a melhor fase da gravidez. É comum a mulher se sentir bem-disposta e com muita energia. As náuseas, os vômitos e a frequência urinária costumam diminuir. Os mamilos e aréolas vão escurecer, e é o momento de iniciar a preparação para fortalecê-los, visando a amamentação. Uma discreta secreção vaginal esbranquiçada pode aparecer, e é normal, mas não deixe de informar seu médico. Nesse período pode haver a ocorrência daquela sensação de falta de ar durante as atividades físicas; fique atenta e diminua o ritmo se isso ocorrer. É importante também começar a usar um sutiã adequado que proporcione boa sustentação aos seios.

Um ultrassom pode ser útil para saber como está o desenvolvimento do bebê de um modo geral. Por causa do desenvolvimento dos músculos, os movimentos do bebê se tornarão mais vigorosos.

A 12ª semana marca o início do 2º trimestre. Agora o feto se tornou um bebê, e está produzindo células e mais células, crescendo muito rapidamente. Ele busca amadurecer os órgãos, já todos formados, para que possam se tornar aptos ao mundo daqui de fora.

Na 14ª semana ele mede 10,5 cm e pesa 65 g.

Da 14ª à 16ª semana

Você começa a perder a cintura, que engrossa mais a cada dia. É o momento de começar a pensar nas diversas opções de parto e na escolha da maternidade (se é que ainda não o fez).

As extremidades do bebê, completamente prontas, destacam-se no ultrassom. Os pelos dos cílios e das sobrancelhas crescem nessa etapa.

Com 16 semanas de vida, esse bebê tem cerca de 16 cm e 135 g.

Da 16ª à 18ª semana

Ao entrar neste período, em geral, a gravidez começa a ser notada com mais facilidade, pois sua cintura irá desaparecer e os músculos e ligamentos se afrouxarão para o crescimento do útero. Os vestidos largos e as calças de elástico são excelentes e confortáveis opções para a mamãe (ver "Acessórios úteis"). Muito cuidado com a comida: seu apetite tende a aumentar e isso pode fazer com que você engorde mais do que o recomendado. Faça intervalos menores entre as refeições principais, comendo uma cenoura ou tomando um suco *light*, por exemplo. Isso evitará que você *devore* o prato do almoço com muita voracidade.

Seu bebê cresce a olhos vistos! Quer dizer, ele cresce e se desenvolve com muita rapidez. Uma penugem fina surge e recobre todo o pequeno corpo.

Da 18ª à 20ª semana

A partir da 18ª semana, seu bebê já consegue identificar com mais clareza os sons, podendo ouvi-la melhor! Por isso não é *viagem* tentar se comunicar com ele. Converse sobre qualquer coisa; o que importa não é o assunto, e sim o tom de voz, que deverá transmitir-lhe afeto e segurança.

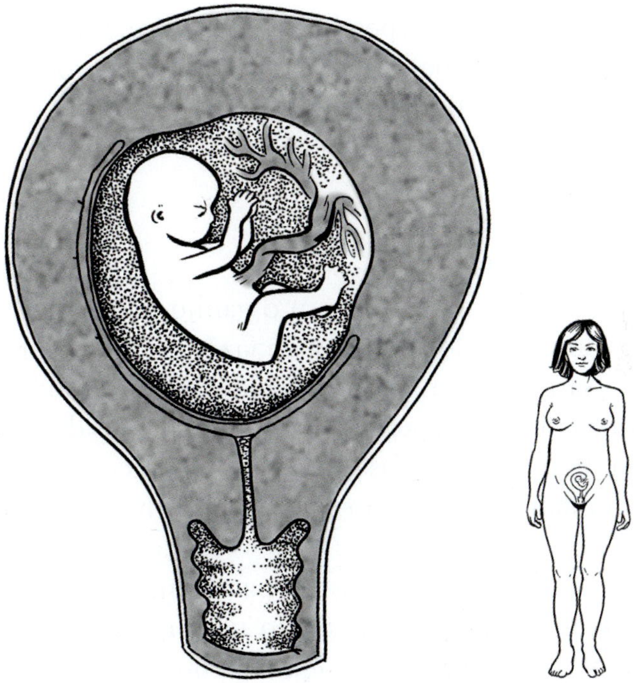

O bebê da 18ª à 20ª semana.

Ainda nesta fase você notará o surgimento de alguma pigmentação marrom – sobretudo na linha central que divide o ventre, que vai do umbigo ao púbis; mas não há nada com que se preocupar. Aplique uma boa camada de creme hidratante com fator de proteção solar e exponha a barriga ao sol diariamente por uns dez minutos. Seu bebê se sentirá confortavelmente quente. No entanto restrinja o banho de sol ao período das 8h às 10h da manhã, ou a partir das 15h. Não se esqueça de proteger o rosto (ver "A beleza na gravidez", referente ao uso do filtro solar). Após o parto, a pele retornará gradativamente à coloração normal.

Os mamilos ficarão escuros e aumentarão de tamanho. E em algumas mulheres é possível até extrair algum colostro, que já se encontra em formação. Há gestantes que têm tendência ao surgimento de manchas escuras no rosto (ver "A beleza na gravidez"). Lembre: jamais se exponha ao sol sem usar um creme com fator de proteção 30 (no mínimo!).

Seu bebê começa a desenvolver os botões dentários, que darão origem, alguns anos depois, aos dentes permanentes. Surgem os primeiros fios de cabelo, e a vigorosidade dos movimentos de seu filho já se tornou bastante perceptível.

Com vinte semanas, seu bebê mede cerca de 25 cm e pesa 340 g.

Da 20ª à 24ª semana

Mais uma vez, cuidado com o ganho de peso. O cansaço somado ao aumento do apetite pode fazê-la comer bem mais do que o necessário. Se estiver caminhando, não se esqueça de usar sapatos adequados; nem pense em saltos com mais de 2 cm. Principalmente porque, nesta fase, você pode começar a sentir uma certa dor lombar causada pelo crescimento abdominal, que projeta a barriga para a frente.

Deitar-se de costas com os pés para cima será um excelente exercício de relaxamento. Alie a isso uma música suave de seu gosto pessoal. É incrível o que alguns minutos de paz podem fazer ao seu estado de espírito!

Um ultrassom poderá mostrar o bebê sugando o polegar... Lindo! (Pode acreditar, é uma imagem que ficará gravada em seu inconsciente eternamente.) Ele ainda é magro e comprido, pois ainda não tem quase gordura acumulada, e por isso sua pele possui muitas pregas.

Na 24ª semana, o bebê mede cerca de 33 cm e pesa 570 g.

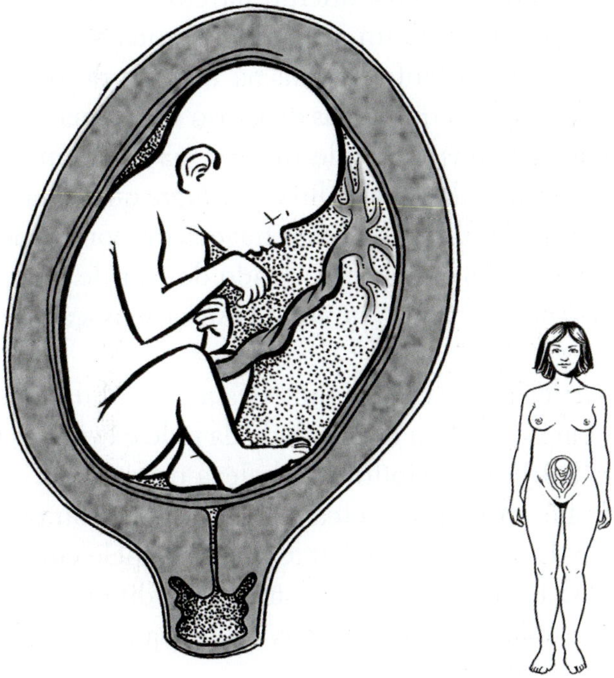

O bebê da 20ª à 24ª semana.

3º trimestre

Da 24ª à 28ª semana

Por volta da 25ª semana, o coração da gestante está trabalhando em torno de 50% a mais que seu normal. Graças a isso a sudorese é mais intensa (vai transpirar bastante, sobretudo se essa fase se der no verão); portanto não descuide da ingestão de líquidos (muita água e sucos naturais sem açúcar; se preciso, use adoçante). E diminua ao máximo a dosagem de sal nos alimentos. Se for condizente com seu paladar, substitua essa mínima porção por *shoyu* (molho de soja), que é salgado e tem a vantagem de ser nutritivo (ver “Gravidez & alimentação”).

Embora esteja se sentindo mais cansada, não desanime e mantenha-se em movimento. Prosseguindo com os exercícios, sentirá mais disposição. O aumento da circulação de todo esse sangue sob a pele lhe dará uma aparência saudável.

Uma dica importante: invista na compra de um bom travesseiro (os recheados com penas de ganso são os mais caros, mas também os ideais, pois, além de macios, não perdem a forma). Você não pode calcular o tamanho do *milagre* que uma boa noite de sono pode realizar. Use o antigo travesseiro como apoio entre as pernas (você já deve estar precisando dormir de lado, certo?). Esse apoio irá proporcionar-lhe uma gostosa sensação de alívio e equilíbrio.

Sua barriga estará bem grande nessa fase. Abuse dos cremes hidratantes para garantir a elasticidade da pele e evitar as temíveis estrias. (Ver ‘Estrias’ no capítulo “A beleza na gravidez”.)

Seu bebê tem agora cerca de 37 cm de comprimento e 900 g de peso. E começa a encher as pregas da pele com depósitos de gordura. Além disso, uma fina camada gordurosa denominada *vernix* recobre toda sua pele. O *vernix* evitará que a pele fique saturada pelo líquido amniótico.

Da 28ª à 32ª semana

A partir de agora, as consultas pré-natais devem ser realizadas quinzenalmente, até a 36ª semana, quando passará a uma periodicidade semanal. Todo cuidado é pouco neste momento, pois cresce em todo o mundo a ocorrência de partos prematuros neste período da gestação. Mas o avanço da ciência tem proporcionado a muitas famílias cada vez melhores condições de sobrevivência aos prematuros.

A possibilidade de ocorrência de cãibras pode ser prevenida com a ingestão de cálcio a partir de produtos lácteos. A sensação de simples cansaço será substituída por eventuais momentos de exaustão total (isso depende muito do quanto se adquiriu em peso até aqui). Os seios estarão cheios (preparando-se para a produção de colostro, e, posteriormente, leite); cresce também a frequência do desejo de urinar e a secreção vaginal. Tudo isso, à primeira vista, pode parecer muito desconfortável, mas, creia-me, conforme se sucedem todos esses fatos, vai crescendo também o vínculo de amor e carinho com o seu bebê, além da ansiedade para vê-lo e tê-lo aninhado em seus braços. Isso torna mínimos quaisquer desses inconvenientes.

É o início do 3º trimestre da gestação. Apesar de a legislação só o considerar um indivíduo após vinte e oito semanas, para nós, que o carregamos e o nutrimos durante todo este tempo, ele é um ser único e maravilhoso...

Ao completar suas 32 semanas, o bebê tem cerca de 40,5cm e 1,6 kg de peso.

Ele intercala períodos de sono e vigília. Os olhos estão bem abertos e os movimentos são visíveis e vigorosos. Já existem fezes no intestino ocasionadas pelos resíduos ingeridos no líquido amniótico. Seus órgãos estão todos formados, restando apenas maior aperfeiçoamento. O rosto está mais definido a cada dia que passa, com as feições que terá quando nascer. Nesse período em geral, posiciona-se de cabeça para baixo, colocando-se na posição de nascimento.

Da 32ª à 36ª semana

Os eventuais momentos de exaustão acentuam-se e qualquer esforço pode deixá-la sem fôlego. Calma! Tudo deve seguir conforme a sua capacidade. Seu abdome agora está distendido quase ao limite, e necessita de muita atenção. Algumas mulheres podem ter a sensação de urinar ao realizar certos esforços – tosse, gargalhadas ou caminhadas rápidas; não se assuste, pois sua bexiga está sendo pressionada ao máximo pelo bebê. Seu modo de andar pode ficar engraçado, e mudanças no umbigo podem ocorrer: em algumas gestantes talvez fique saltado e, em outras, achatado. É o momento de um novo exame de sangue para verificar suas condições gerais (prevenção de uma possível anemia, bastante comum em grávidas). O ultrassom irá determinar se o bebê está sentado ou na posição de parto (de cabeça para baixo). Se for menino, é a fase em que seus testículos se deslocam, rumo à bolsa escrotal. No caso de um primeiro filho, a cabeça deve se encaixar na pélvis durante esse período. O médico indicará um teste de audição (ver "Testes"). Todos os seus movimentos podem ser visualizados (ele parece estar bastante desconfortável num lugar tão apertado, mas são reflexos normais).

Com aproximadamente 46 cm de comprimento e 2,5 kg, já é um bebê formado.

Da 36ª à 40ª semana

E chegamos à reta final! Semana a semana, é recomendado realizar consultas pré-natais. Intensifica-se o desejo e o instinto maternal, o que a faz desejar que o parto ocorra logo. Novamente, calma! Dê a seu filho todo o tempo de que ele necessitar. Cada bebê tem seu ritmo, que deve ser preservado ao máximo. Caso tenha optado pelo parto normal, siga seus instintos e não dê ouvidos aos conselhos de quem quer que seja para que realize uma cesariana (ver "Partos"). Use seu bom senso e, se considerar necessário, consulte uma segunda opinião médica.

Deixe-se ficar deitada e com as pernas para o alto o máximo que puder (nunca sentada!). Se ainda estiver trabalhando, procure um lugar onde possa relaxar por alguns minutos nessa posição de duas a três vezes ao dia. Seus colegas irão auxiliá-la nessa tarefa, com certeza. Acima de tudo, mantenha em foco seu objetivo: o bem-estar de seu filho.

Mas não se esqueça de si mesma: compre sutiãs adequados ao tamanho dos seios, que ofereçam boa sustentação. Algumas mulheres têm secreção de colostro já nesta fase e precisam usar absorventes (ver "Acessórios úteis").

Na 36ª semana a íris dos olhos de seu filho é azulada, e suas unhas cresceram até a ponta dos dedos. Por volta da 38ª semana, ele tem 46 cm e pesa em média 2,5 kg.

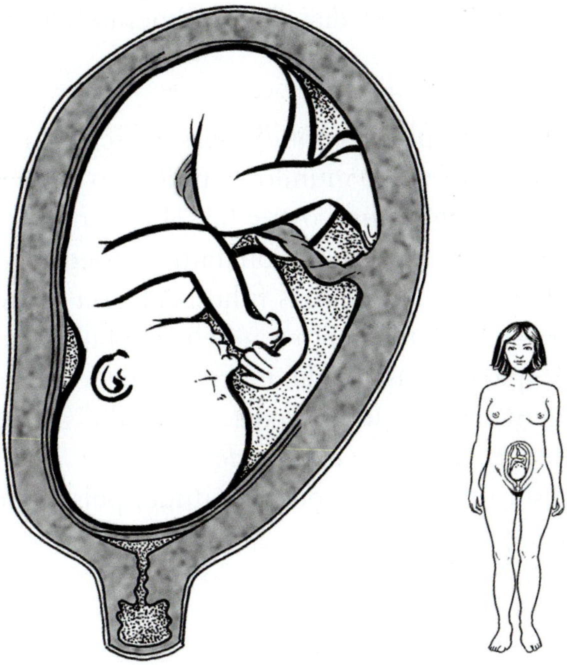

Seu bebê já está quase pronto.

Conforme se aproxima o dia previsto para o parto, a cabeça do bebê vai se encaixando na pélvis. Tente manter a ansiedade controlada – ela sem dúvida é grande, mas lembre-se de seu objetivo.

É bastante comum também sentir algumas contrações que muitas mães confundem como sendo a hora do parto – o famoso *alarme falso*. Na verdade, trata-se de parte de um processo do útero para se adequar, visando o momento do nascimento. É quase um *treino*.

A partir da 36ª semana, o bebê ganha em média 28 g ao dia! Sua movimentação em busca da posição ideal para o parto se torna bastante alarmante para a mãe. É comum pensar que há algo errado com o bebê, mas trata-se de um fato normal.

Da 38ª à 40ª semana, o bebê tende a se movimentar bem menos. Isso porque o espaço à sua disposição estará muito reduzido.

O *vernix* – aquela camada gordurosa que recobriu sua pele para protegê-lo – diminui muito, restando somente vestígios. Quando acordado, o bebê mantém os olhinhos abertos e pode distinguir a luz. A poucos dias do nascimento, ele tem cerca de 51 cm e pesa 3,4 kg.

Relaxe!

Não existem opiniões conclusivas acerca do momento em que o bebê "decide" vir ao mundo. Estudos são feitos por meio de monitoramento, porém tudo o que há sobre isso são hipóteses.

Alguns pesquisadores relacionaram a ansiedade da mãe com o nascimento prematuro de seus filhos. A teoria se baseia no fato de que a interação da mãe com seu bebê é total, e que seu desejo crescente de que ele nasça sadio e bem formado acaba por passar essa mensagem ao bebê, levando-o a se "decidir" a nascer antes da hora. Portanto, *controle sua ansiedade!*

Viva esta última fase com plenitude, pois o momento tão aguardado se aproxima...

Testes

Confirmando o bom estado geral

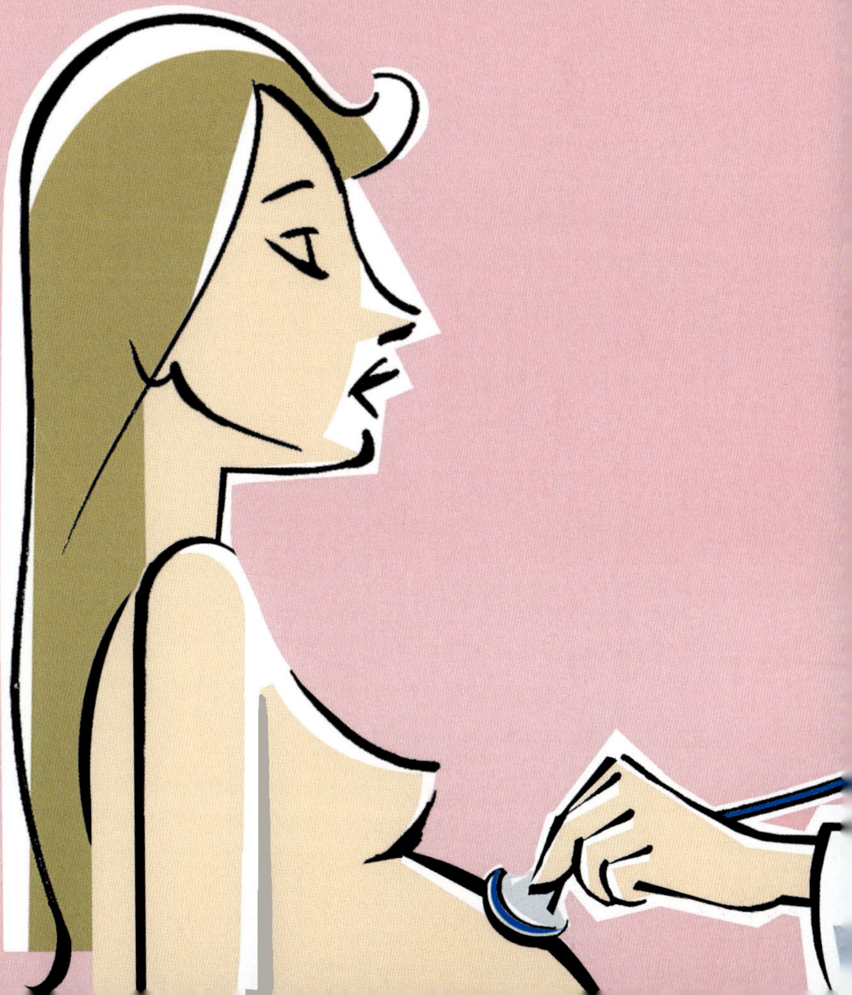

Ao longo da gestação, são vários os exames que deverão ser feitos com o objetivo de garantir o bom andamento do processo gestacional. Logo que começa a sentir enjoos, a mulher naturalmente sai em busca de orientação sobre como proceder. Isso ocorre por volta da 5ª semana de gravidez.

Confirmada a suspeita – por meio de um ultrassom ou por um teste de urina (doméstico ou laboratorial) –, o médico irá requerer uma bateria de exames.

5ª semana

Exame de sangue para a verificação da imunidade contra diversas doenças que podem vir a comprometer a saúde do embrião, tais como:

- **Rubéola.** Caso o feto seja exposto ao vírus da rubéola, principalmente durante o 1º trimestre da gravidez – momento em que estão se formando e se desenvolvendo todos os seus órgãos vitais –, haverá um alto risco de ocorrência de malformações (surdez, cegueira e doenças cardíacas). Por isso, se a gestante não contraiu a doença quando criança, deve, antes de conceber (cerca de três meses de antecedência), ser vacinada contra a rubéola. Se já estiver grávida e se confirmar a ausência de anticorpos, é prioritário evitar todo e qualquer contato com pessoas infectadas ou locais de possível contágio (hospitais, postos de saúde etc.). Lembre: na ausência de imunidade, uma vez infectada, a gestante não terá nenhum tipo de tratamento possível. O vírus dessa doença costuma ser implacável.

- **Toxoplasmose.** Doença típica em animais domésticos. O único dano que pode causar em seres humanos é no feto em formação. Se for constatada a ausência de anticorpos contra a toxoplasmose, o recomendado é que a gestante se abstenha de entrar em contato direto com animais (ver "Pontos a ponderar"). Assim como a rubéola, esta doença também pode causar malformações no feto.
- **DSTs.** Diagnosticar precocemente a existência de DSTs (doenças sexualmente transmissíveis) é de fundamental importância em uma gravidez. No caso de ser constatada alguma dessas enfermidades, existem meios para realizar o tratamento sem causar danos à boa formação do feto. No caso da aids, por exemplo: se a mãe for portadora e isso se evidenciar logo no começo da gravidez, com o tratamento adequado haverá boas chances de a criança nascer sem o vírus.
- **Rh.** Se já tiver este dado, um simples exame de sangue irá determinar o fator Rh da mãe. No caso de o seu fator Rh ser negativo, o médico irá marcar em sua ficha essa informação para que todas as providências sejam tomadas. O nascimento de um bebê Rh positivo, recebe especial atenção com a utilização de um medicamento específico imediato no pós-parto (veja "Casos muito especiais").

12ª semana

Ultrassom. É feito em vários outros momentos da gestação. Não há um critério; em geral o médico determina quando deverá ser realizado e quantas sessões serão necessárias. Hoje é considerado um exame de rotina, e trata-se de um dos que mais evoluiu nos últimos anos. Isso porque, cada vez mais, cresce o desejo e a necessidade de se visualizar o feto logo em suas primeiras semanas de vida. O que há poucos anos não passava de um borrão na tela – de identificação possível somente ao médico –, agora já começa a mostrar contornos e nuances. Hoje existe o ultrassom em terceira dimensão 3D, e já temos acesso ao rostinho do bebê e ficamos emocionadas em acompanhar seus movimentos.

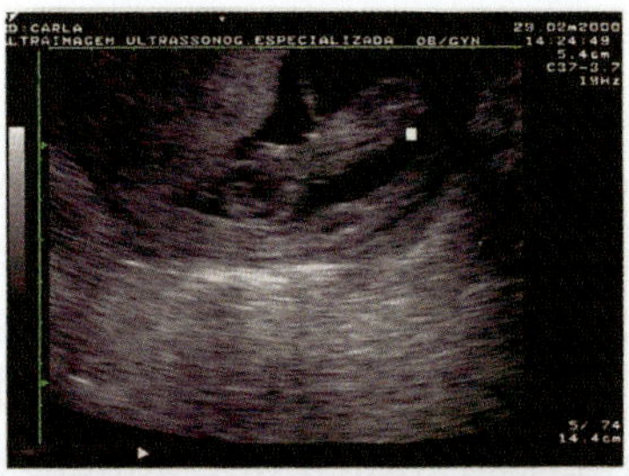

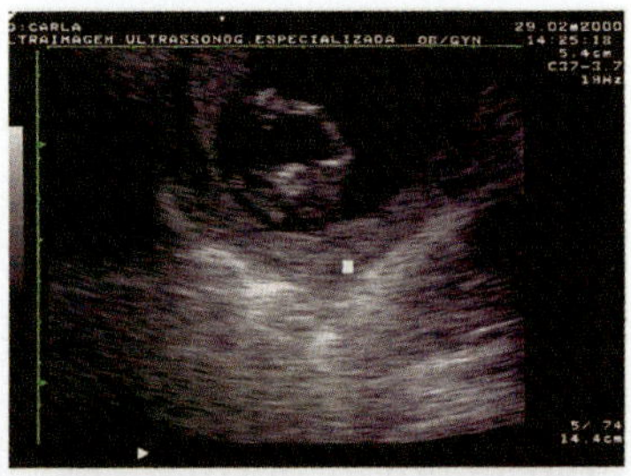

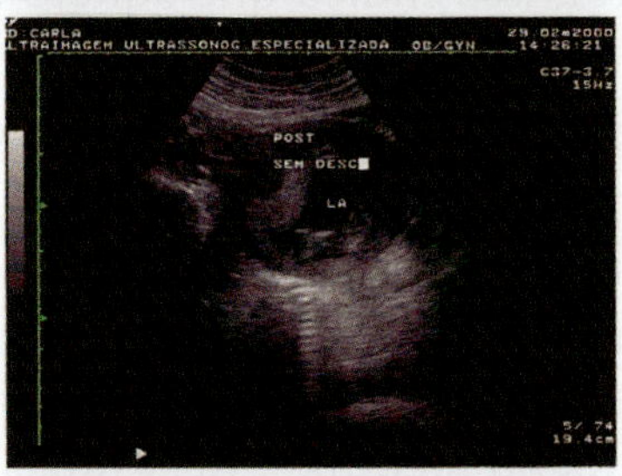

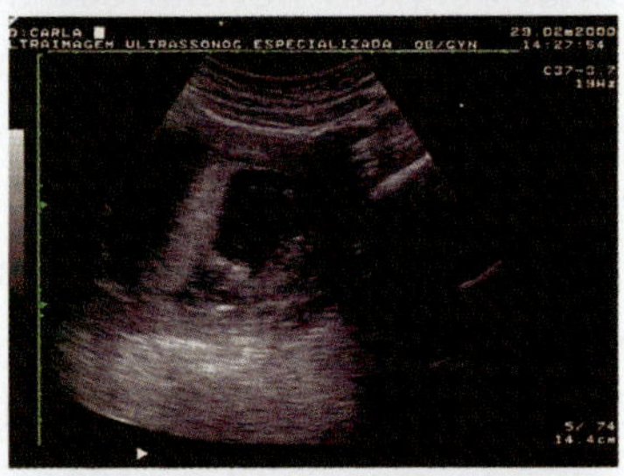

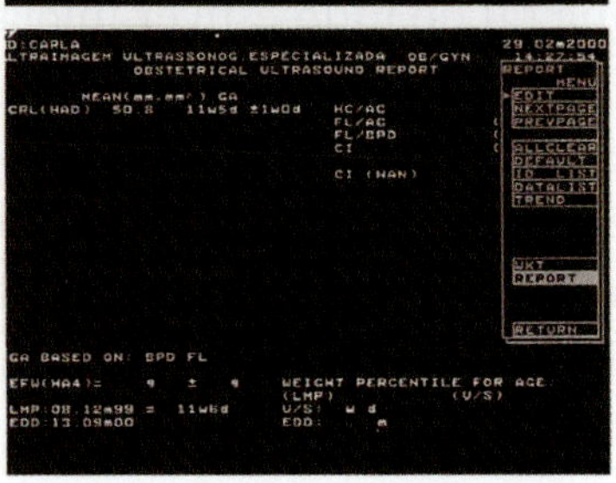

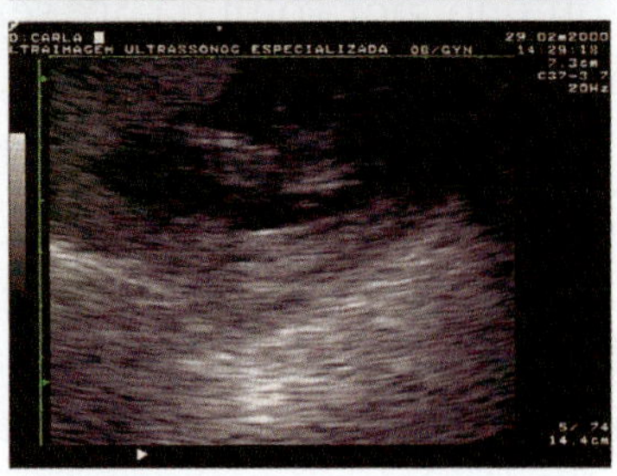

O ultrassom tem múltiplas funções: determinar a idade do feto, a partir da medição da cabeça e do corpo; ajudar a detectar o problema apontado pelo exame clínico; determinar a posição da placenta; revelar, logo no início, se existe mais de um feto em formação; indicar a existência de qualquer massa presente na mãe que possa se tornar um empecilho no momento do parto. Além disso, pode também identificar o bem-estar anatômico e funcional do bebê. Em suma: é fundamental na gravidez.

Entre a 12ª e a 14ª semana é realizado outro exame de rotina, também feito por ultrassom, para medir a translucidez nucal, que detectará possíveis alterações genéticas se houver alguma anormalidade. Neste caso é indicada a amniocentese, um procedimento que será explicado na página seguinte.

14ª semana

Se a gestante sofreu algum tipo de lesão no colo uterino é possível que o médico indique a sutura, pois isso significa que ela possui um colo uterino incompetente (trata-se do nome técnico, não leve ao pé da letra). Na verdade essa disfunção é bastante simples: normalmente o colo do útero permanece fechado para reter o feto, evitando que ele caia no canal da vagina. Se a extremidade do canal cervical permanece aberta, isso indica que aquele colo uterino é incompetente. Essa é a causa de muitos abortos espontâneos. Comunique ao seu médico se tiver havido algo parecido anteriormente.

O procedimento é realizar uma sutura especial ao redor do colo para impedir que a bolsa, contendo o líquido amniótico e o bebê, escorregue para fora do útero. Os pontos poderão ser retirados, ou não, por volta da 36ª semana ou quando estiver iniciando o trabalho de parto.

É mais ou menos nesse período que se pode começar a ouvir os batimentos cardíacos de seu bebê (motivo de grande alegria e júbilo, tanto para a futura mamãe como também para o orgulhoso papai). É um momento a ser partilhado, pois inicia-se o processo de interação entre o bebê e o – até agora excluído – pai. Claro que desde a confirmação da gravidez o pai começa a se preparar psicologicamente para isso. Mas seus sentidos não conseguem entrar na mesma *sintonia* da mãe. Ela sente seu filho, pois o tem dentro de si. Para o pai resta apenas a imaginação. No entanto, a partir do momento em que o som forte e rápido do coraçãozinho do bebê pode ser ouvido, o pai se sente engrandecido pela oportunidade de também compartilhar desse *milagre*, que é a geração da vida!

Por isso, busque programar essa visita pré-natal num dia em que ele possa acompanhá-la. Deixe que ele coloque a mão sobre sua barriga e experimente a alegria da proximidade com o filho. É um momento único que deve ser usufruído com muito prazer.

16ª semana

Caso haja algum motivo para dúvida com relação ao feto, o médico pode indicar a realização de uma amniocentese. Trata-se de um exame bastante simples que pode detectar cerca de 75 tipos de doenças do tipo genético, graças à análise cromossômica.

A amniocentese é feita a partir da retirada de uma pequena quantidade de líquido amniótico por meio de uma agulha comprida e oca. Ocorre perda fetal de 0,5% a 1% quando se realiza a retirada do líquido nessa fase. A síndrome de Down é uma das doenças possíveis de serem diagnosticadas por meio desse exame.

Em geral a amniocentese é recomendada a gestantes acima dos 40 anos, por possuírem um risco maior de portarem anomalias cromossômicas; quando existem certos tipos de doenças na família, como falha no metabolismo; quando a mãe é portadora de distúrbios do tipo genético, como hemofilia ou certas formas de distrofia muscular; entre outras.

32ª semana

Com a proximidade do término da gravidez, o monitoramento para saber a posição do bebê se torna constante. Caso ele ainda se encontre sentado, é possível que o médico tente fazer uma inversão manual. Em muitos casos, o bebê volta à posição original minutos após esse procedimento. É totalmente indolor e requer uma certa prática por parte do profissional. Muitos bebês, porém, não aceitam a interferência do obstetra e retornam à posição de cócoras; se isso se der, só restará à mãe aceitar, ter calma e esperar pelo melhor. Ou optar por uma cesariana (ver "Partos").

Sentindo os movimentos do bebê

Os movimentos do bebê são transmitidos pela parede do útero até as terminações nervosas da parede abdominal. Esses movimentos não são sentidos pela mãe nas primeiras semanas de gravidez, pois são muito fracos e também porque o útero não os transmite. Apenas quando o bebê já cresceu o suficiente para tocar na sua parede abdominal é que será possível sentir algum movimento.

Se o seu bebê estiver muito agitado, pode ser que ele dê pontapés mais do que o habitual; para acalmá-lo sente-se em um lugar tranquilo e confortável e procure relaxar. Ouvir ou cantar uma música suave e relaxante, afagando suavemente o ventre, ou murmurar-lhe palavras de carinho costuma ser muito eficaz, primeiro porque o som será agradável e depois porque se você estiver descontraída o bebê tende a ficar também. Outra dica é uma boa leitura.

Para muitas grávidas, a primeira sensação ao sentir o movimento do bebê dentro do útero é excitante, uma prova clara de que ele de fato existe. Mesmo já tendo realizado uma ecografia que mostre o bebê se mexendo, senti-lo se movimentando dentro de você é a prova mais real de que ele realmente existe.

Se você vai ser mãe pela primeira vez, provavelmente começará a notar os movimentos do seu bebê dentro do útero por volta da 18ª e 20ª semana, mas se já teve outro filho, isso poderá ocorrer entre a 16ª e 18ª semana ou até antes. Esses movimentos mais precocemente detectáveis do bebê — "o despertar" — produzem uma sensação delicada comparável ao agitar das barbatanas de um peixe. É fácil confundir essa sensação com indigestão, gases ou contrações de fome, mas a mãe experiente consegue identificá-los.

Por que razão bebê se mexe

Seu bebê flexiona continuamente os membros enquanto cresce. Essa atividade, vital para o desenvolvimento dos músculos, se inicia por volta da 8ª semana com pequenos movimentos da coluna. Nessa fase e nas semanas que seguem, eles não são notados, mas, no final da 16ª semana, os vigorosos movimentos dos membros agora já formados podem ocasionalmente ser sentidos, embora talvez você não os reconheça.

Os movimentos do bebê — que incluem pontapés, empurrões, socos, esticões e reviravolta — podem ser vistos e sentidos. Aumentarão à medida que ele cresce, atingindo o máximo entre a 30ª e 32ª semana. Normalmente o bebê produz em média duzentos movimentos por dia na 20ª semana, subindo para 375 diários na 32ª semana, mas o seu número por dia pode oscilar entre 100 e 700 num período de vários dias. Após a 32ª semana tornam-se mais restritos por causa do menor espaço disponível no útero. Embora limitados, continua a ser capaz de dar muitos pontapés fortes.

Quando ele colocar a cabeça na base dos seus músculos pélvicos, você sentirá um puxão.

O bebê se movimenta por várias razões além da necessidade de exercício e de coordenar os músculos em desenvolvimento. Talvez ele somente queira mudar de posição, queira mudar porque a mãe se sentou ou deitou numa posição que lhe causa desconforto, pode ainda estar tentando reposicionar o polegar que esteve chupando antes de mudar de posição ou respondendo às emoções da mãe. Seja pelo motivo que for, é sempre bom sentir nosso bebê se movimentando, não é mesmo?

Exames pré-natais de rotina

Quando	Nome	Finalidade	Importância
Primeira consulta	Medição de estatura	Avaliação da estrutura e da capacidade pélvica.	Se a estatura for muito reduzida, pode ser indício de uma saída pélvica menor que a indicada. Pode ocasionar um parto mais difícil.
Todas as consultas	Medição de peso	Controle do crescimento do feto. **Dica:** vista-se sempre com roupas confortáveis e de peso semelhante, evitando assim flutuações irreais de peso.	Durante os três primeiros meses pode haver perda de peso. Fora disso, é motivo para análise. O rápido ganho de peso também é preocupante, pois pode ser indício de pré-eclâmpsia (ver "Casos muito especiais").
Primeira consulta, a menos que se faça necessário	Avaliação das mamas	Busca de massas estranhas e as condições dos mamilos.	Bicos com retração podem ser empecilhos para a amamentação. Muitas vezes os mamilos se corrigem sozinhos no transcorrer da gestação.
Primeira consulta	Coração, pulmões, cabelos, olhos, dentes e unhas	Constatação das condições gerais de saúde.	Dependendo do que for constatado, o médico pode recomendar dieta especial ou visita ao dentista (ver "Odontologia na gravidez").
Todas as consultas	Pernas e mãos	Busca por veias varicosas ou algum edema em tornozelos, mãos e dedos.	Casos de inchaço em excesso podem ser sinal de pré-eclâmpsia. Se tiver predisposição a varizes, você deverá buscar ajuda especializada (ver "A beleza na gravidez").
Primeira consulta	Urina (JMU)	Verificar se existe infecção renal. O médico fará o pedido do exame e você deverá fazer a coleta em um laboratório.	A infecção renal pode converter-se em um grave problema durante a gravidez. Deverá ser tratada com antibióticos. **Observação:** em caso de resultado positivo, você deverá repetir o exame mais duas ou três vezes.

Quando	Nome	Finalidade	Importância
Meses alternados (casos especiais)	Urina	1. Verificar a presença de proteínas caso os rins não estejam em boas condições. 2. Verificar a presença de açúcar. A constatação de excesso no sangue pode indicar diabetes. 3. Verificação de cetonas. Em caso positivo, é quase certa a diabetes.	1. Presença de proteínas na urina no final da gestação é sinal de pré-eclâmpsia. O tratamento é repouso absoluto. 2. É comum casos em que a diabetes se evidencia na gravidez, que merecerá monitoramento constante (ver "Casos muito especiais"). 3. Cetona na urina indica deficiência de açúcar no organismo, apesar de muito raramente ser detectada nestes exames.
Primeira consulta	Exame ginecológico	Verificar o tamanho do útero e a posição. Serve ainda para fazer o cálculo do tempo da gestação, para identificar possíveis anomalias pélvicas e verificar se o colo uterino está hermeticamente fechado.	Este valioso exame servirá para descartar quaisquer dúvidas com relação à malformação uterina, entre outros problemas. A herpes genital pode transmitir meningite ao feto. Em caso de se constatar qualquer infecção nos últimos estágio da gestação, o médico deverá recomendar uma operação cesariana.
Primeira consulta	Papanicolau	Eliminar a possibilidade de câncer de útero e ovário e outras DSTs (doenças sexualmente transmissíveis).	Se você ou seu companheiro já tiveram alguma DST, é importante mencionar ao médico. Em caso positivo do teste de câncer, o médico irá lhe apresentar todas as opções de tratamento viáveis existentes.
Todas as consultas (após o 1º trimestre)	Batimento cardíaco fetal	Em primeiro lugar, serve para verificar se o feto está vivo. E também para confirmar a normalidade da frequência cardíaca.	Normalmente, após o 1º trimestre, o médico utiliza um aparelho que amplifica e emite o som dos batimentos cardíacos para que você possa ouvi-lo.

Quando	Nome	Finalidade	Importância
Todas as consultas	Pressão sanguínea	Mede-se a pressão para verificar a intensidade com que o coração bombeia o sangue para seu organismo. O primeiro número é a pressão sistólica – o quanto o coração se contrai, empurrando o sangue para fora e *bate*. O segundo número é a pressão diastólica – o repouso entre as batidas.	Gestantes hipertensas (com pressão sanguínea alta) correm o risco de sofrer com a pré-eclâmpsia. Se este for seu caso, é provável que seja feita a recomendação para a internação hospitalar. Se a pressão aumentar subitamente, acima de 14/9 – principalmente a inferior, diastólica –, é motivo de grande preocupação, e tal fato necessitará de atendimento médico.
Todas as consultas	Apalpação abdominal	Trata-se da verificação do fundo, ou parte superior do útero.	Por meio desse exame aparentemente simples, pode-se saber o tempo de gestação e a posição do feto. A partir da 32ª semana o exame passa a ter maior importância, visto que pode-se saber se o bebê encontra-se em posição cefálica ou de nádegas (sentado). O médico poderá optar – com seu aval, naturalmente – pela inversão manual (ver "Casos muito especiais").

Quando	Nome	Finalidade	Importância
Na primeira consulta e uma vez no 3º trimestre	Exames de sangue	Podem-se determinar várias circunstâncias: 1. Grupo sanguíneo (ABO). 2. Fator Rh. 3. Nível de hemoglobina – substância encarregada do transporte de oxigênio nos glóbulos vermelhos. Níveis normais: entre 12 g e 14 g. 4. Níveis de alfa-feto-proteína. É feito um exame específico na 16ª semana (detalhes neste capítulo). 5. Presença de anticorpos para rubéola (detalhes neste capítulo). 6. Teste de VDRL, para detecção da sífilis. 7. Verificar presença de anemia drepanocítica e talassemia, duas formas de anemia que atacam pessoas de pele escura e os habitantes dos países do Mediterrâneo.	1. Verificar se é necessária a realização de uma transfusão de emergência. 2. Eritroblastose fetal (ver "Casos muito especiais"). 3. Durante a gravidez, o nível de hemoglobina pode baixar, porque gestantes têm maior quantidade de sangue circulante. Porém se for abaixo de 10 g, deverá receber tratamento contra anemia, suplementação de ferro e ácido fólico para aumentar o nível de hemoglobina e levar mais oxigenação ao bebê. 4. Veja maiores informações neste capítulo. 5. Idem. 6. Sífilis antes da 20ª semana pode ser transmitida ao bebê, por isso o tratamento deve ser imediato. 7. Ambas as formas de anemia podem afetar tanto a mãe como o bebê. Se pertencer à etnia passível de ser afetada, deve-se realizar o teste sem falta.

Alguns poréns...

Conheça as causas de certos incômodos

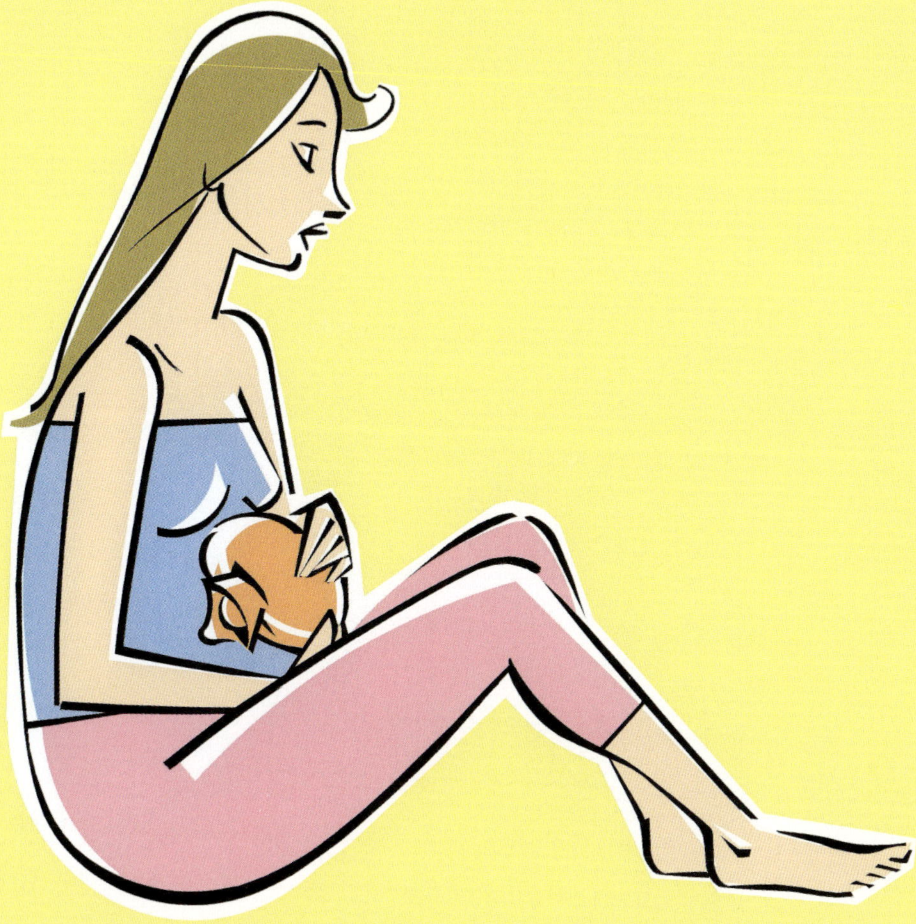

Embora a gravidez seja uma das experiências mais fantásticas que a mulher pode vivenciar, como já coloquei, nem tudo será um mar de rosas, e é preciso que isso fique bem claro.

Mas tudo tem solução, como você poderá constatar mais adiante. Muitas vezes o mal-estar é causado por uma simples má digestão, ou ainda pela preocupação; e, na maior parte das vezes, pela soma de alguns fatores típicos da gravidez, como cansaço, ansiedade e o *peso extra* – que aumenta dia após dia.

Trimestre	Descrição	Causa	Sintoma	Tratamento
1º, 2º e 3º	Prisão de ventre	Ocorre por causa da progesterona, que provoca o relaxamento dos músculos intestinais, o que atenua os movimentos desse órgão. Com isso o conteúdo dos intestinos resseca, causando dificuldade para evacuar.	Pouca evacuação; em geral ocorre dor na parte inferior do abdome.	Busque uma dieta rica em fibras (ver "Gravidez e alimentação") e beba muito líquido. Alguns tipos de exercícios podem ajudar. Tente não fazer uso de laxantes.

Trimestre	Descrição	Causa	Sintoma	Tratamento
1º, 2º e 3º	Desejos	Alguns estudos apontam, como causa, o elevado nível de progesterona. Mas não existe nenhuma comprovação científica sobre isso.	Desejos indefiníveis, desejos incompreensíveis e outros inomináveis... Certa gestante me disse ter tido uma enorme vontade de comer feijão com sorvete!	A menos que sejam muito engordativos, não se prive deles. Usufrua esse momento da melhor forma possível, degustando cada bocado. Afinal, nem só de desconfortos é feita a gestação.
1º, 2º e 3º	Dor nas costas	Também causada pela progesterona, que provoca amolecimento e estiramento dos ligamentos, em especial da pélvis. A coluna, por tabela, recebe igualmente os efeitos desse hormônio. Então cuidado: evite a má postura, pois a dor pode piorar.	Dor forte na região lombar, muitas vezes intermitente, outras como pontadas.	Em primeiro lugar: troque os saltos altos por sapatos baixos. Exercite o corpo fazendo alongamento e busque manter o prumo centrado (a tendência da grávida é projetar os ombros para trás para equilibrar o peso do abdome). Use travesseiros macios e que deem sustentação. Durma sobre um colchão firme, nem muito duro, nem macio demais.

Trimestre	Descrição	Causa	Sintoma	Tratamento
1º, 2º e 3º	Insônia	Ocorre devido ao aumento natural do metabolismo. Seu bebê tem um metabolismo que não sabe se é dia ou noite, então ele *trabalha* na hora que acha que deve. Por isso você irá sentir seus pontapés tanto de dia quanto de noite.	Muita dificuldade em fechar os olhos. No último trimestre, a necessidade frequente de urinar deixará você acordada boa parte da noite.	Relaxe! Sim, com certeza você se sentirá ainda mais cansada, mas não é motivo para pânico. Use roupas leves, tome um banho quente e demorado antes de deitar, leia um livro chato (esta dica costuma ser infalível), mas nem pense em soníferos.
1º, 2º e 3º	Problemas nasais	São causados pelo amolecimento e espessamento de membranas das mucosas do nariz.	Nariz tapado, secreção nasal; podem ocorrer ainda hemorragias nasais.	Faça uso de soro fisiológico se o nariz estiver tapado. Mas se estiver escorrendo, não assoe com muita força, pois isso pode causar o rompimento de vasos capilares e iniciar uma hemorragia, além de lesionar ainda mais o nariz.
1º, 2º e 3º	Paladar alterado	Alguns estudos apontam para os hormônios da gravidez.	As grávidas são pródigas em achar que certos pratos têm pouco ou muito sal, este ou aquele suco está amargo ou doce etc.	Não existe nenhum tratamento. Busque saborear o que lhe agrada, mas siga a dieta.

Trimestre	Descrição	Causa	Sintoma	Tratamento
1º, 2º e 3º	Secreção vaginal	Com o aumento gradativo do sangue circulante na vagina e no colo do útero, pode surgir alguma secreção normal (branca ou transparente). Porém se for de cor amarelada ou marrom, pode ser indício de outro problema mais grave (ver "Testes").	Sensação de aumento da secreção habitual.	Quanto à secreção branca ou transparente, não faça nada; se preferir, use absorventes para amenizar o desconforto. A amarela e a marrom devem ser notificadas ao médico. Ele irá solicitar um exame para se aprofundar nas causas.
2º e 3º	Dor abdominal	Em razão do aumento do útero, os músculos abdominais acabam por se estirar, causando dor.	Semelhante a uma cãibra ao se levantar após ter permanecido algum tempo sentada ou deitada. Pode também ser uma dor vazia, somente em um dos lados.	Não há necessidade de tratamento. A dor de característica espasmódica não requer o uso de analgésicos. Tente relaxar o abdome e, se persistir, use uma bolsa de água quente.
2º e 3º	Pigmentação	Aumento da produção do hormônio melanócito--estimulante. Evite expor-se ao sol (ver "A beleza na gravidez").	Sua pele vai escurecendo em torno do bico e da aréola dos seios, e uma linha escura se forma no centro do abdome, desde o umbigo até o púbis. No rosto podem aparecer manchas escurecidas.	No caso dos mamilos e do abdome, a cor da pele retornará ao normal após o parto. Mas no caso das manchas no rosto (cloasmas), é necessário muito cuidado para que não se tornem permanentes (ver "A beleza na gravidez").

Trimestre	Descrição	Causa	Sintoma	Tratamento
2º e 3º	Hemorroidas	Nestes dois estágios, a cabeça do bebê começa a exercer pressão sobre a pélvis. No final da gestação, pode acabar por obstruir os vasos sanguíneos do reto, impedindo o retorno venoso. Isso provoca um inchaço das veias em torno do reto. O fator genético também é causa importante. Evite levantar objetos pesados e cuide da prisão de ventre.	Grande desconforto e coceira ao evacuar. Pode haver um leve sangramento também.	O tratamento ideal é o mesmo da prisão de ventre: dieta rica em fibras. Procure não fazer muita força ao evacuar, e muito cuidado com a higienização do local (com o inchaço das veias, este se torna um lugar propício para a proliferação de bactérias e demais mocrorganismos). Dica: para a higiene, utilize lenços umedecidos próprios para bebês.
2º e 3º	Dificuldade para respirar	À medida que o bebê se desenvolve, seu diafragma vai sendo comprimido, o que prejudica a passagem do ar. Na horizontal, muitas vezes, você poderá sentir um agravamento do problema. Importante: se a falta de ar tiver início no 1º trimestre, pode ser indício de hipoglicemia (ver "Casos muito especiais").	Falta de fôlego ao andar, exercitar-se, ou simplesmente falar.	Procure descansar a intervalos menores. Não faça nada com pressa. Exercícios de relaxamento são muito bem-vindos (ver "Gravidez & trabalho"). E não esqueça: ouça seu corpo.

Trimestre	Descrição	Causa	Sintoma	Tratamento
1º e 3º	Flatulência	Alguns alimentos podem causar o acúmulo de gases no abdome, assim como uma respiração deficiente (na qual se engole mais ar do que o necessário).	Sensação de desconforto no abdome, o qual emite ruídos. Arrotos amargos.	Uma reeducação na forma de respirar pode ajudar, mas leva algum tempo. Evite certos alimentos, como leguminosas, frituras e cebola.
1º e 3º	Tontura	Se você se levantar repentinamente, o sangue que se acumulou nas pernas e no baixo-ventre pode causar tontura.	Vertigem, escurecimento da visão; sensação de que poderá desmaiar se não se sentar ou deitar.	Evite levantar-se repentinamente, sobretudo se estiver agachada, ou sentada em locais baixos. Evite também ficar em pé por muito tempo. Ao erguer-se da cadeira, coloque as duas mãos sobre os joelhos e use os braços como alavanca, impulsionando o restante do corpo devagar. Se a sensação for muito intensa, deite--se gentilmente e pratique exercícios respiratórios.
3º	Acidez no estômago	Por causa do relaxamento da válvula da boca do estômago, pequenas quantidades de ácido estomacal podem ser enviadas para o esôfago (tubo que faz a ligação da boca com o estômago).	É a famosa queimação. Algumas vezes pode ser acompanhada de regurgitação ácida.	Basta evitar alimentos que já lhe causavam mal-estar. Não coma antes de dormir. Chás de boldo e menta podem aliviar os sintomas.

Sangramento e entupimento nasal

É uma queixa muito frequente; muitas gestantes começam a queixar-se destes problemas já no 1º trimestre da gravidez. É comum que o incômodo se agrave com o transcorrer da gestação.

Novamente, a causa é a quantidade elevada de hormônios no corpo (estrógeno e progesterona), que provoca o aumento da circulação sanguínea nas membranas das mucosas do nariz. Isso causa um amolecimento dessa região, seguido de intumescimento.

Em geral, esse problema ocorre com mais frequência no inverno, quando o ar seco e frio provoca o intumescimento e o ressecamento das mucosas nasais. Mesmo que você esteja bastante incomodada, não use nenhum medicamento sem consultar seu médico.

Dicas para aliviar os sintomas:

- Faça uso de vitamina C, que fortalece os capilares (mas com aprovação médica).
- Um umidificador de ar pode melhorar a congestão nasal.
- Caso seja inevitável, use uma solução de soro fisiológico para aliviar a congestão nasal.
- Procure descansar nesses dias.
- Evite realizar atividades físicas vigorosas até que o quadro se estabilize e haja uma visível melhora.

Somente 10%...

Apenas uma pequena parcela das mulheres experimenta o distúrbio que irei descrever a seguir, mas decidi mencioná-lo para que você não se estresse achando que pode estar com problemas sérios. Leia com calma e, se estiver sentindo algo parecido, informe seu médico e siga suas recomendações.

Por que será que não consigo enxergar normalmente?

Poucas mulheres sabem, mas a gravidez é capaz de afetar a visão. Não é muito comum, mas há quem tenha de enfrentar esse problema! Felizmente isso só ocorre com uma pequena parcela das gestantes, mas eu fui "premiada" e passei por isso.

Quando notei que não conseguia ler as placas no trânsito, fiquei bastante assustada. Tinha 25 anos na época, e até então nunca tivera nenhum tipo de problema oftálmico. De repente, porém, passei a não enxergar bem letras dispostas a uma certa distância. Elas pareciam embaçadas, como vultos. Para minha surpresa, seis anos mais tarde, na segunda gestação, senti que podia comemorar, pois voltei a enxergar perfeitamente.

Interessante como cada gravidez tem suas características.

Problemas com a visão geralmente acontecem por causa da retenção de líquidos no organismo. Mas fique tranquila: se estiver ocorrendo com você, o distúrbio regredirá após o parto. Talvez venha a ser necessário fazer uso temporário de óculos ou lentes de contato gelatinosas. Não deixe de informar isso ao seu médico imediatamente.

Odontologia na gravidez

Os dentes, seus e do bebê, merecem toda a atenção

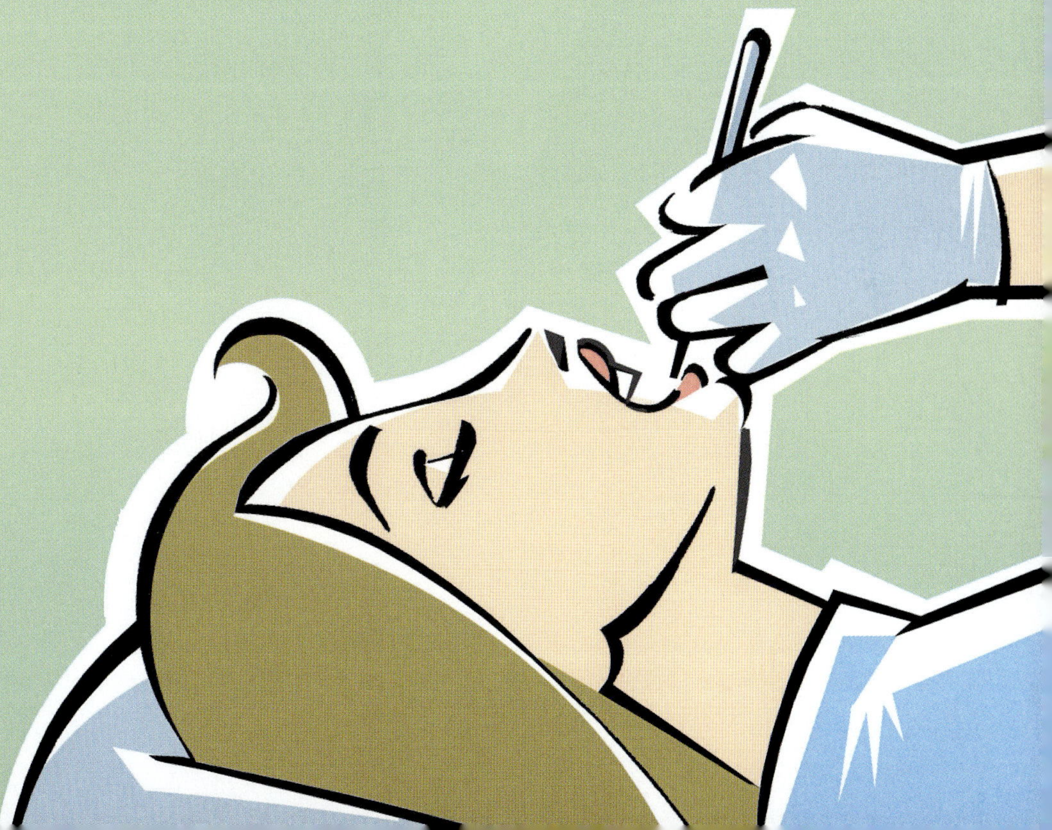

Sem dúvida alguma, o ideal é que você se previna antes de engravidar. Assim, evitará ter de enfrentar um tratamento odontológico, que sempre causa algum estresse e ansiedade; sem falar na dor!

De todo modo, se você não se preveniu, não há motivos para desespo. A moderna odontologia é hoje uma especialidade que proporciona total segurança a qualquer paciente.

Neste capítulo, pretendo dirimir as dúvidas mais frequentes – além de ideias preconcebidas e *lendas* – no que se refere ao tratamento odontológico em gestantes.

Algum tempo atrás era comum ouvir que grávidas não podiam realizar tratamento nos dentes. O comentário quase sempre era feito por uma pessoa leiga e próxima – mãe, avó, tia –, fontes irrefutáveis, que não admitiam discussão. Era verdade e pronto. Afinal, cada uma ouvira de suas mães e avós, que por sua vez tinham sido orientadas por suas respectivas genitoras.

Os odontologistas asseguram que *toda* e *qualquer* gestante pode receber tratamento, porém recomendam que o façam durante o 2º trimestre, período em que a gestante usufrui de maior estabilidade com relação ao seu estado geral.

Na verdade, o necessário é que se compreenda que não há motivo para deixar os dentes sem tratamento durante os nove meses de gestação. Temos aí um período bastante longo, durante o qual muitos dentes poderão ficar comprometidos seriamente caso não recebam cuidados adequados.

Quanto à anestesia local que costuma acompanhar os tratamentos, não existe nenhum risco, desde que o dentista conheça o efeito dos anestésicos e suas possíveis alterações em gestantes. Em geral, a principal preocupação advém da pequena elevação da pressão arterial na gravidez, e isso deverá ser levado em conta tanto pelo dentista como pelo médico obstetra.

Normalmente, para que o dentista avalie o grau de dano e o melhor tratamento, a radiografia dentária torna-se imprescindível – esse procedimento deve ser realizado durante o 1º trimestre e sempre com a utilização do avental de chumbo –, mas não sem antes a avaliação do custo-benefício.

A ideia corrente de que a gravidez *estraga* os dentes ou os torna fracos é totalmente infundada. O aparecimento de cáries ou a perda de minerais dos dentes da mãe para formar as estruturas calcificadas do bebê são parte das *verdades inquestionáveis* ou *lendas* a que me referi. O aumento de atividade cariogênica está relacionado às alterações da dieta e à presença de placa bacteriana em razão de uma limpeza inadequada dos dentes (má escovação ou escovação incompleta).

Gengivas sensíveis e/ou inflamadas não têm relação com o estado gestacional. Apesar de haver uma maior vascularização do periodonto, a gravidez só afeta a área inflamada, e não uma gengiva sadia. A responsabilidade pela inflamação na gengiva é a placa bacteriana.

Não existe recomendação especial de higiene bucal para gestantes. Tudo o que a grávida precisa fazer para higienizar de forma correta seus dentes e sua boca é o mesmo que qualquer outra pessoa deve fazer: usar corretamente a escova e o fio dental, e, uma vez ao dia, um líquido para bochechos. Isso deve ser parte de uma rotina natural. Na realidade, a qualidade sempre é mais importante que a quantidade. Caso você esteja com algum sangramento na gengiva – as gengivas das gestantes costumam sangrar com facilidade por causa do aumento do fluxo de sangue –, tome um cuidado especial para higienizá-la melhor e com mais atenção. Se o problema persistir por vários dias, a recomendação é que procure a ajuda de um dentista, que irá lhe orientar sobre o melhor procedimento a ser tomado.

A única relação da odontologia com a gravidez se dá no desenvolvimento dos dentes do bebê. A partir da 6ª semana, os dentes de leite começam a se formar; os permanentes, a partir do 5º mês de vida intrauterina. Por causa disso, certas condições desfavoráveis durante a gestação (uso de medicamentos, infecções, carência nutricional etc.) podem trazer prejuízos aos dentes em formação que passam pelo processo de mineralização.

Algumas sugestões

O clareamento dental doméstico não é indicado nesse período, portanto procure fazê-lo após a gravidez.

Outra possibilidade é pensar em uma medida preventiva para que não seja necessário realizar o clareamento. Para tanto, basta que se favoreçam os fatores que naturalmente proporcionam uma boa dentição, como hábitos alimentares saudáveis, boa conduta na prevenção das doenças da boca etc.

Para favorecer um bom desenvolvimento dental do bebê, o ideal é inserir uma suplementação de cálcio e sais minerais durante a gestação. Mas, acima de tudo, priorizar uma alimentação balanceada à base de frutas e verduras.

Bebidas fermentadas, tais como refrigerantes, são altamente cariogênicas, assim como presuntos, ovos, queijos, amendoim, pipoca e sementes oleaginosas (nozes, avelã, castanha-de-caju etc.). Esses alimentos diminuem o Ph das placas bacterianas, o que favorece o surgimento de cáries e doenças das gengivas.

Um outro ponto importantíssimo a se considerar diz respeito ao modo como as placas bacterianas costumam se manifestar. No início, a camada fina que recobre o esmalte dental tem um aspecto transparente e é invisível a olho nu. Porém, com o passar do tempo, em média de vinte e quatro a quarenta e oito horas, elas começam a apresentar camadas esbranquiçadas, denotando a presença de um certo acúmulo de resíduos alimentares nessa placa. Depois disso, ocorre o endurecimento (após setenta e duas horas, aproximadamente). Este acúmulo de resíduo – o tártaro – adere ao esmalte dental, e a sua difícil remoção só pode ser realizada pelo dentista. Portanto, os dentes devem ser escovados periodicamente – e impreterivelmente! – para que se evite o surgimento de tártaro.

Prevenção odontológica na vida intrauterina

Este é um novo ramo de estudos odontológicos, que tem sido chamado de pré-natal odontológico e visa acompanhar tanto a futura mamãe como o futuro bebê durante toda a gravidez.

Conforme já foi exposto, a gestante pode e *deve* procurar orientação odontológica durante os meses de gestação de seu futuro bebê, pois, realizando a prevenção, estará também promovendo a saúde bucal do bebê, o que evitará a formação de cáries e gengivites no futuro.

A consulta pré-natal odontológica visa orientar a futura mãe com relação aos seguintes aspectos:

- principais problemas bucais;
- dieta ideal;
- higiene bucal;
- fases de desenvolvimento dos dentes do bebê na gestação;
- desenvolvimento do paladar do futuro bebê;
- ter uma gestação tranquila do ponto de vista odontológico;
- orientações bucais em relação ao futuro bebê;
- hábitos do futuro bebê e possíveis consequências (o hábito da chupeta, da mamadeira, de chupar o dedo etc.).

Resumindo: o melhor que a mãe pode fazer por seu bebê é realizar uma criteriosa higienização de seus próprios dentes.

Aspectos psicológicos

Entrando em sintonia consigo mesma e com seu bebê

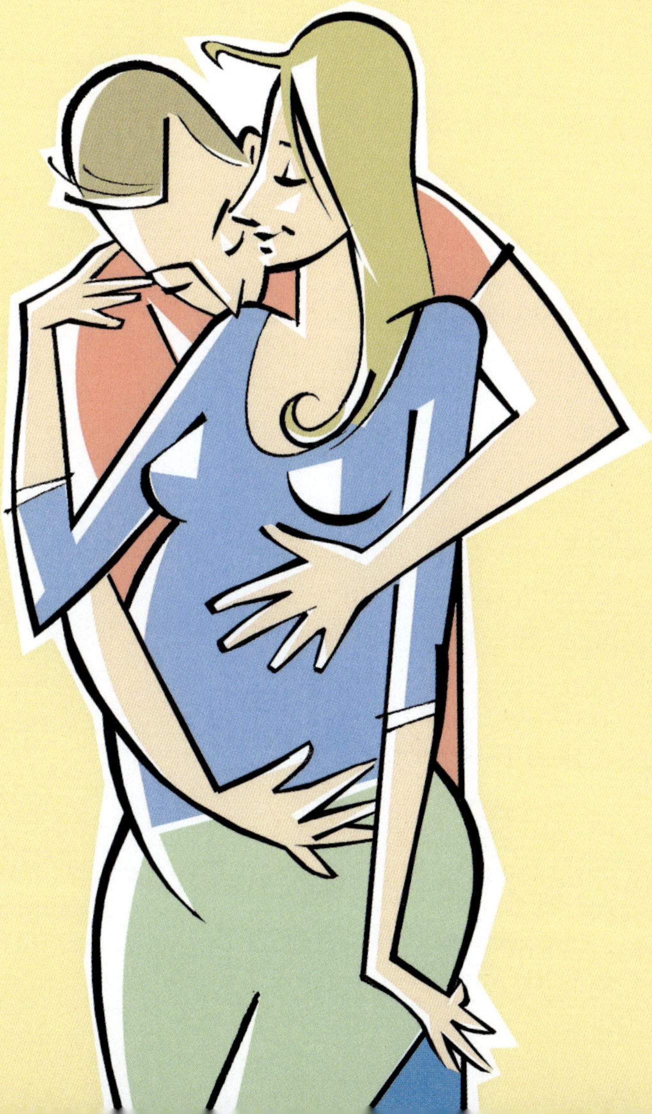

Desde o primeiro momento, creio que até o instante da concepção, eu já iniciava meu aprendizado de como interagir com meu bebê. Saber como ele pensava, como se sentia, quais seus desejos e seus receios... Acha que é *viagem*? Pois saiba que desde o 1º trimestre de gestação o bebê se mexe e emite *sinais* de que está lá, presente e participando, louco para começar a se comunicar conosco. Logicamente eu atuava apenas de forma passiva nesse primeiro momento.

Infelizmente a sociedade humana perdeu muito dos instintos animais e já não consegue perceber alguns sons, cheiros e movimentos. Muitas fêmeas do reino animal possuem o *dom de saber* que foram fecundadas no momento em que se dá a fecundação e até de saber quando irão parir suas crias. Porém a gestante humana só vai começar a perceber seu bebê por volta do 2º trimestre.

Mas isso não é motivo para frustração. As primeiras percepções táteis, mesmo que um tanto tardias em relação a outros bichos, podem ser vivenciadas, em geral, de duas formas: passiva e ativa. Da maneira passiva, a mulher se dá conta do que está acontecendo, contudo toma isso apenas como uma reação natural e biológica. Na ativa, a mãe passa a dar significado a tudo o que ocorre neste período, e cada movimento de seu bebê é visto como uma tentativa dele de se expressar. A partir daí poderá ter início uma comunicação entre mãe e filho, e também – por que não? – uma comunicação a três: mãe, pai e filho.

Essa comunicação possui toda uma dimensão afetiva, e seu bebê já estará sendo respeitado, não ainda como uma pessoa, mas na dimensão de um ser autônomo.

Existem várias maneiras de sentir seu bebê A mãe pode começar de seu interior: contraindo e relaxando o colo e os músculos do útero. O pai, a partir do exterior, pelo toque e pela palavra, colocando as mãos sobre a barriga de sua mulher. Assim o marido embala, em um aconchego gostoso, mãe e filho.

Essa atividade é um convite para uma brincadeira. O pai pode pôr a mão de um lado do ventre da mãe e chamar o bebê. O bebê será capaz de atendê-lo, indo nessa direção, ou pode começar a se agitar. É muito emocionante o momento em que essas brincadeiras se estabelecem; a possibilidade de poder estar em contato com seu filho é algo único. Além disso, essas atividades sinalizam que seu bebê vai indo muito bem.

De modo geral, para ambos, o processo de transformação do corpo da mulher é motivo de mudança de comportamento. Hábitos e rotinas são colocados de lado em função da *nova situação*. Se ambos não estiverem preparados para aceitá-la e ajudarem-se mutuamente, o processo pode se tornar bastante desgastante.

O corpo da mulher é um bem que ela deve cuidar, preservando-o da melhor maneira. A perda de suas formas – mesmo que não sejam perfeitas – é motivo de apreensão. Ela teme ficar gorda e flácida. E o que é ainda pior: teme deixar de ser desejável.

O parceiro, por sua vez, se vê ameaçado em sua soberania. Em outras palavras: ele sente ciúme!

No entanto é com a mulher que a gravidez vai mexer mais profundamente. É ela que sofrerá constantes e repentinas mudanças de humor em virtude da enorme quantidade de hormônios que passará a circular em seu organismo. É nela que se alojará o bebê, que ela terá de nutrir e gestar até que ele esteja pronto para *enfrentar o mundo*.

Portanto não há motivo para que você se sinta culpada ou envergonhada por um comportamento inabitual. É claro que o bom senso sempre é recomendável, mas não se esqueça de que você está comprometida com uma tarefa sublime e que merece respeito.

Muitas vezes a ansiedade é tamanha que certas mulheres chegam a sonhar com a perda do bebê ou com complicações. Fique certa de que isso está totalmente dentro da normalidade, bem como o receio da dor do parto (os relatos de mães e avós só servem para deixá-la ainda mais apreensiva), normal ou cesariana. O certo é que de nada adiantará antecipar o sofrimento.

Eu costumava imaginar que tudo seria totalmente perfeito. Quando o temor pela dor começava a surgir, buscava direcionar meus pensamentos para outro tema. Nas últimas semanas, quando já me encontrava pesada demais para fazer qualquer coisa, passava as horas bordando toalhas de banho com patos e casas, ou pintando quadrinhos simples e ouvindo boa música instrumental.

Conversava também. Aproveitava longos momentos dialogando internamente com meu bebê, brincando de adivinhar quais eram as suas características. A cada consulta, eu visualizava seu tamanho, procurava sentir seu peso e divagava sobre seu futuro.

O pai teve uma participação importante em tudo isso, levando-me para o médico, percorrendo os hospitais, ajudando-me a escolher o enxoval... e tudo o mais. Isso me ajudou imensamente a superar a angústia da incerteza e a maximizar o tempo em tarefas produtivas.

Rememorando aqueles instantes, sinto que o fato de ter me mantido ativa durante quase todo o processo foi decisivo para que eu harmonizasse minha autoestima, sem me desgastar com inseguranças fúteis.

A moderna psicologia afirma que, a partir do momento em que a mulher mantém sua autoestima em sintonia, todos os problemas se tornam simples desafios a serem superados. Assim, encare-os como se fossem diamantes a serem lapidados: enfrente-os e transforme-os em oportunidades. A recompensa será o brilho do entendimento, que sem dúvida a tornará mais forte.

Fobias e depressão

Não é comum, mas acontece e é normal. Muitas mulheres tiveram suas gestações marcadas por fatos inéditos em suas vidas e algumas tiveram de recorrer à ajuda de especialistas. Saiba que, por conta de todas as incertezas e inseguranças geradas pela nova condição, a fobia é um elemento que pode ocorrer. Algumas gestantes passam a temer ambientes cheios ou passam a ter medo de ambientes fechados.

Porém não se trata de motivo para alarme; caso os medos se acentuem, basta procurar a ajuda de um profissional que a orientará sobre a melhor maneira de proceder. O que não pode acontecer é se fechar, tentando encontrar a solução sozinha, isso não só não a ajudará como também poderá agravar o problema. Relaxe e concentre-se no objetivo. Se os temores não desaparecerem sozinhos, busque ajuda. Não tente ser super ou ultra, seja somente uma grávida consciente e precavida.

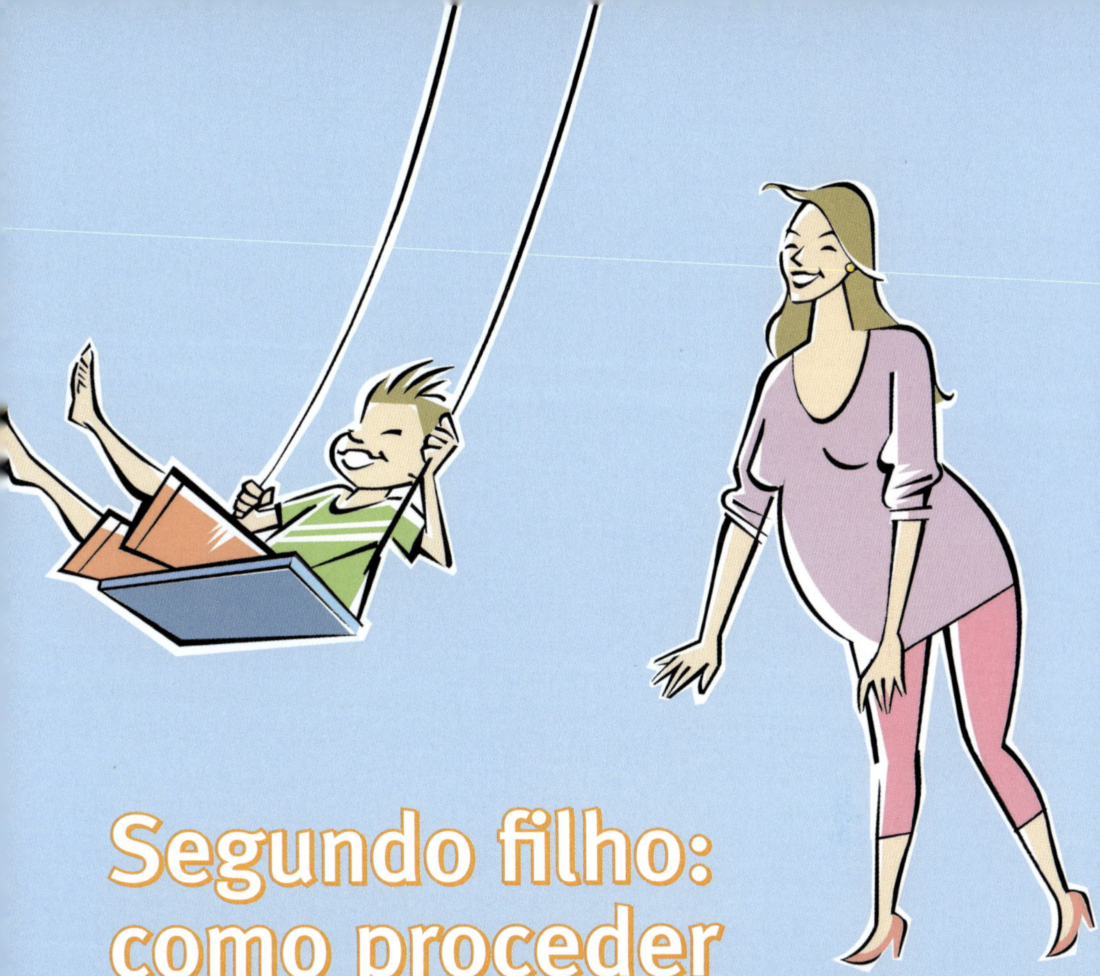

Segundo filho: como proceder

Enfrentando a vida com os dois

A mulher que será mãe pela segunda vez terá de lidar com sentimentos até então desconhecidos pelos outros membros da família. É fundamental que haja muito diálogo, antes mesmo de a gestação se confirmar, explicando o quanto seria bom um novo bebê para todos, que um irmãozinho ou irmãzinha pode vir a ser um bom companheiro e amigo.

Este assunto nem sempre é bem aceito pelo primogênito, e, quanto mais crescido ele for, mais comuns serão sentimentos naturais, como ciúme, insegurança e possessividade em relação à mãe e ao pai. Nada mais compreensível, pois essa criança, que até então tinha *todas* as atenções voltadas exclusivamente para si, agora terá de aprender, com muito carinho, a compartilhar esse amor.

Minha filha de 6 anos me perguntava todos os dias: "Mãe, você já está com uma sementinha na barriga?". Chegou mesmo a rezar pedindo por um bebê. Quero esclarecer que ela ficou muito feliz com a confirmação da gravidez, e acompanhou, ansiosa, o desenvolvimento... até que começou a ficar amuada pelos cantos. Procurei dar-lhe mais atenção, imaginando que poderia estar carente.

Certo dia ela entrou em meu quarto, fechou a porta e me disse que não entendia aquela situação. Afinal, esperara tanto por aquele momento, e de repente se sentia muito enciumada, achando que poderíamos vir a gostar mais daquele bebê do que dela. Minha filha, uma criança de apenas 6 anos, me ensinou uma grande lição.

É fundamental que os sentimentos sempre sejam colocados para fora, de maneira clara e amorosa, para que assim não venham a causar preocupações desnecessárias ou situações difíceis – *saia justa* –, que com o diálogo podem ser resolvidas sem grandes conflitos.

As crianças costumam ser sinceras e transparentes ao extremo, e ao encontrar um ambiente acolhedor, propício para dar vazão a essa característica sem limites, podem proporcionar diálogos incríveis. E com uma profundidade inacreditável sobre assuntos inusitados ou corriqueiros, como a vida, a família e o amor.

Se tiver paciência para ouvi-las, você poderá descobrir muito sobre o que elas esperam de nós, da escola e do mundo. Essa geração tem acesso a muito mais informação do que jamais sonhamos ter, e desse modo pode nos ensinar muita coisa. Mas ainda assim essas crianças sentem falta dos pais – num mundo que a cada dia priva mais e mais os pais da preciosa companhia dos filhos. E é exatamente por isso que devemos nos policiar para suprir essa carência por atenção, amor e carinho. Lembre: não importa de quanto tempo você dispõe para ficar com seu filho, mas como você utiliza esse tempo.

Como conversar com seu primogênito?

- Seja muito sincera.
- Não subestime a inteligência de seu filho.
- Procure dar-lhe toda a atenção possível.
- Faça que participe dos acontecimentos, dividindo com ele suas conquistas.

- Procure um livro ou um site na internet com figuras ilustrativas sobre as fases do bebê.
- Explique que um dia ele já esteve em sua barriga e que também foi aguardado com muito amor.
- Coloque-o para sentir os movimentos do bebê.
- Leve-o para escolher os móveis do quarto.
- Caso seja menina, poderá gostar de escolher coisas como papel de parede ou roupinhas.
- Procure recompensar essa participação com carinho e momentos juntos.
- Se esse início for delicado, tenha paciência! Você vai se aprimorar com o tempo.

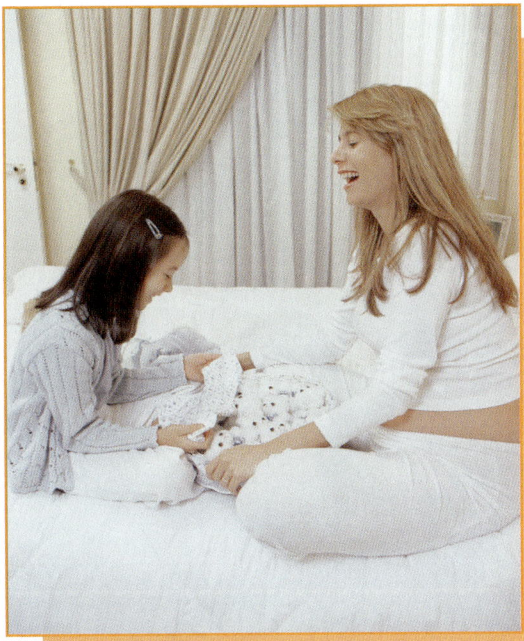

No nascimento

- Procure explicar ao primogênito que o novo membro da família é frágil e delicado.
- Que ele precisa ser tratado com carinho.
- Que ainda não come as mesmas coisa que ele, que é mais velho.
- Por causa da fragilidade do recém-nascido, ele não poderá carregá-lo no colo nos primeiros meses.
- Ele também não poderá usar os mesmos brinquedos.
- Passe à criança um pouco de responsabilidade, dando-lhe tarefas simples, como pedir a ela que fique atenta ao bebê enquanto vai atender ao telefone. Isso fará com que se sinta útil e parte do processo.

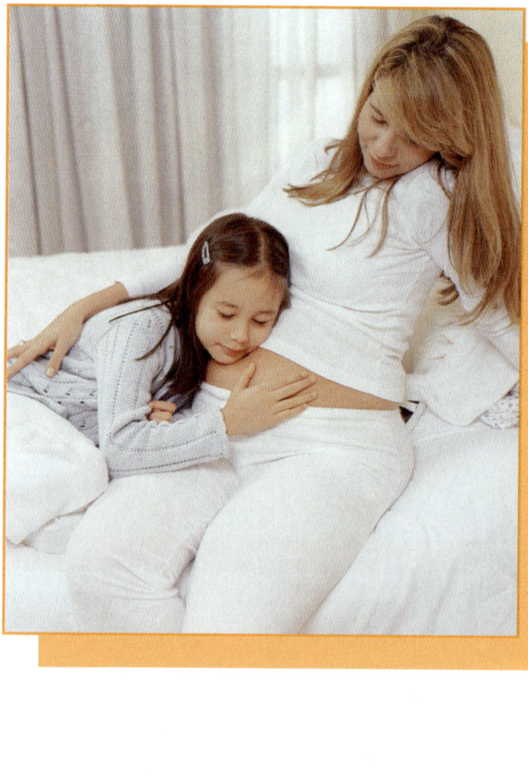

Gravidez & sexualidade

Na verdade, sexo só faz bem

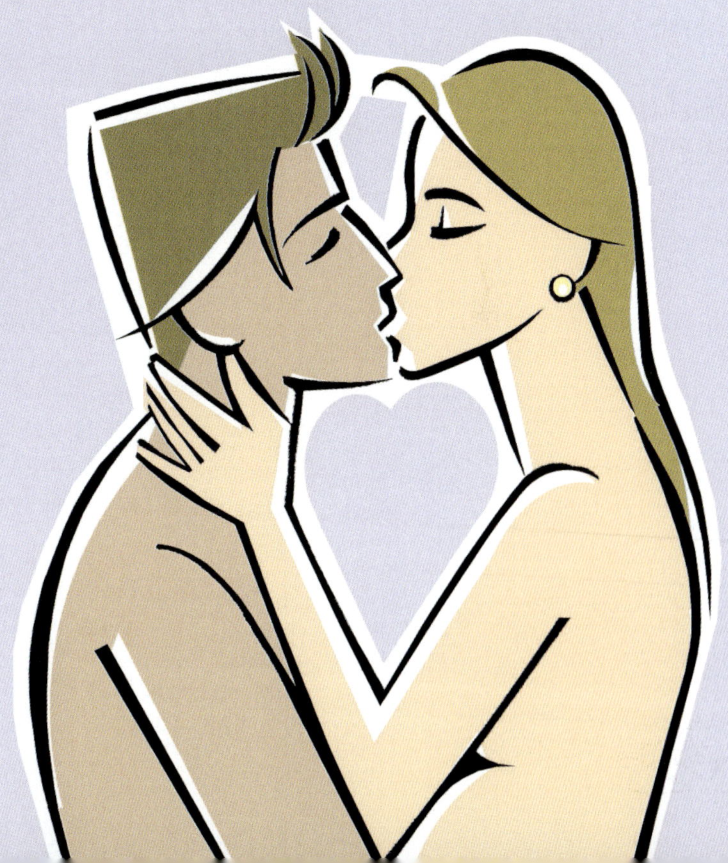

Como expliquei anteriormente, os hormônios da gravidez podem influenciar a mulher de diferentes formas. Uma delas é no que se refere à sexualidade. As oscilações de humor durante a gestação devem ser consideradas com naturalidade e discutidas com o companheiro, que precisará ser paciente.

Hoje é comum dizer "Estamos grávidos", pois a gestação tem de ser uma decisão dos dois e uma fonte de prazer para o casal. E, ao contrário do que pode-se pensar, não anula a necessidade e a vontade de fazer amor. Muitas vezes, o aumento do nível hormonal da gestante provoca maior sensibilidade e facilidade para se excitar. A corrente sanguínea também aumenta, em especial na região pélvica, o que faz com que a genitália feminina se torne mais sensível, aumentando assim o estímulo sexual. Existe ainda um outro fator determinante: sem a preocupação de engravidar, o casal pode desfrutar de todo o prazer.

À medida que a gestação avança, a grávida se sente cada vez mais estimulada, pois vê a si mesma como um organismo que amadurece e infunde a vida. O poder natural que essa sensação lhe confere se traduz em radiância e exuberância. É fácil verificar que jovens grávidas se tornam mulheres maduras ao mesmo tempo que sua redondez se evidencia. Já as mais experientes, que optaram pela maternidade após terem se estabilizado profissionalmente, tornam-se como que tomadas por uma aura rosada e viçosa. A pele se tonifica, e o sorriso fácil a cada nova descoberta torna sua figura luminosa.

Usufrua desse momento único! Você é toda amor e vida! Não se cobre demais, esperando que seu corpo reaja com a mesma vitalidade que desejaria. O importante é vencer as dificuldades com todo o otimismo, mantendo a harmonia com seu bebê. Cada casal possui sua própria característica, que deve ser mantida e respeitada.

Por exemplo, no início e final da gestação, você estará propensa a atravessar alguns momentos de desinteresse sexual. Não há motivo para alarme. A maior parte dos especialistas afirma que são passageiros. Desde que esse desinteresse não leve o casal a se esquecer das demonstrações de afeto mútuo.

Se o desinteresse sexual surgiu, calma! Pare, relaxe e busque a melhor maneira de abordar o tema com o parceiro. E, mesmo que esteja se sentindo cansada para fazer amor, não esqueça que carícias e beijos são os mais poderosos aliados na luta para vencer essa indisposição.

Posições

Certas posições como a tradicional (com o homem por cima) devem – obviamente – ser abandonadas nas últimas semanas de gestação. Mas isso não significa que o casal deva se abster de tentar outras formas de se relacionar.

Posições como de lado, ambos deitados ou a posição em que a mulher se senta sobre o colo do homem são excitantes e seguras. A preocupação normal de todo casal quanto à segurança da criança durante o ato sexual é, quase sempre, infundada, pois se a gestação é normal e se o obstetra não fez nenhum alerta quanto a possíveis riscos, use sua imaginação e seu desejo e faça amor!

Casos como a placenta baixa são exceções que, para quem fez o pré-natal, já foram detectadas e devidamente orientadas. O importante é saber que não existe nenhuma contraindicação para o ato sexual durante a gestação, pois o bebê encontra-se dentro de uma bolsa d'água que o envolve e protege, atuando também como amortecedor. A mucosa cervical, responsável pelo fechamento da entrada do útero, também funciona como um fator protetor, já que impede a penetração de qualquer infecção bacteriana.

O sexo durante a gravidez pode trazer surpresas, e não são raros os casos de mulheres que tiveram o primeiro orgasmo durante a gestação. Além disso, o sexo exercita os músculos pélvicos, mantendo-os firmes e flexíveis para o parto. Mas se por algum motivo seu médico recomendar abstinência, não existe a necessidade de você e seu parceiro se afastarem. Pelo contrário, devem continuar trocando carícias, preservando, assim, a intimidade sexual do casal.

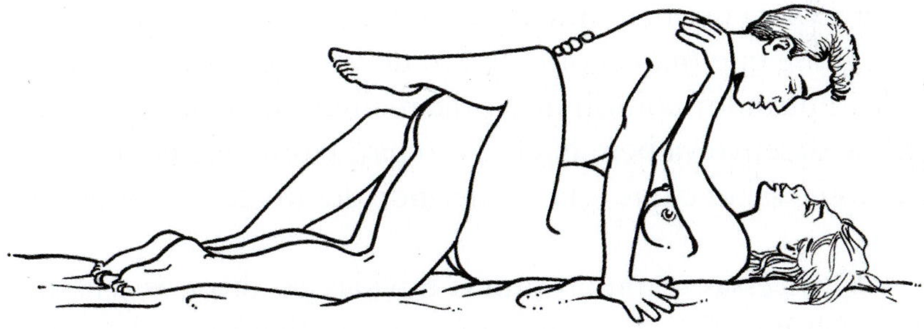

O companheiro apoia-se cuidadosamente sobre o abdome (evitando essa posição nas últimas semanas de gestação).

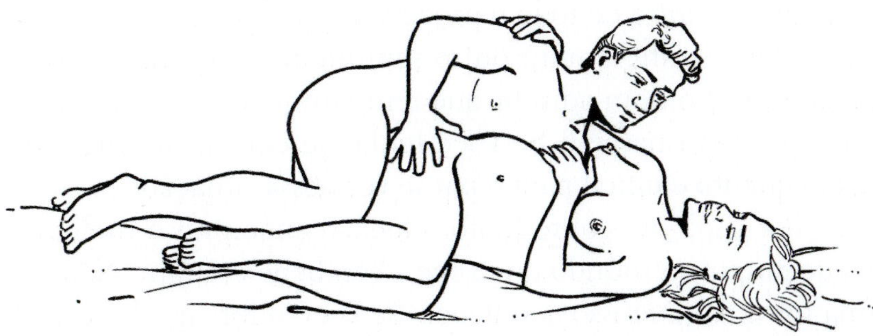

O companheiro deita-se de lado.

As relações sexuais têm outra característica relevante: trazem benefícios físicos ao corpo da mulher. O orgasmo exercita os músculos uterinos, já que produzem contrações; e fortalecem a musculatura do piso da pélvis. Essas contrações são normais logo após o ato sexual, não se assuste, pois não estará prejudicando o bebê! Essa sensação logo passará. E tudo isso influenciará positivamente no momento do parto.

Ajude o papai a interagir

O momento da confirmação da gravidez é, para quase a totalidade das mulheres, a realização de um sonho. Mas nem sempre ocorre o mesmo com o homem. Muitas vezes a mulher cobra dele um posicionamento mais efetivo, reclama sua participação nas decisões, quando na verdade ele se encontra somente perdido e ansioso para também interagir. Contudo, não sabe como.

Pense que *tudo* ocorre dentro de você. É você que está gerando, nutrindo, contribuindo da melhor maneira para que o bebê se desenvolva bem e feliz. E o pai? Como ele pode colaborar? Como saber o que está se passando dentro de seu corpo e sua mente?

Ouvi essas e muitas outras dúvidas de diversos pais inseguros. Muitos deles disseram que só se sentiram pais de verdade quando ouviram o bater do coração do bebê. Até então estiveram buscando em livros e em conversas com outros pais por modos de se sentirem *dentro* de todo o processo.

Alguns enfrentaram outro sentimento: o ciúme. Não é fácil para um homem admitir que tem ciúme, quanto mais de um bebê que nem nasceu! Se você tentar se colocar no lugar dele, verá o quanto é difícil para o pai se ver nessa situação.

Por isso, não cobre tanto. Deixe-o encontrar a melhor forma de entrar no mundo que você e seu bebê criaram. Não existe uma fórmula para isso acontecer. Se você o forçar, ele se sentirá cobrado. Se chegar com calma e paciência, verá o quanto ele está ansioso por participar. Muitas vezes você pode fazer com que ele compreenda simplesmente dizendo-lhe que as mães precisam aprender tanto quanto os pais sobre recém-nascidos e bebês, e que seu aprendizado está se dando *durante* esses meses.

Convide-o a aprender junto. Busque sua mão e carinhosamente ajude-o a encontrar em sua barriga o filho que ambos geraram. A cada novo movimento, descreva-o, mesmo que seu parceiro pareça desinteressado – os homens, em geral, detestam expressar sua emoção –, continue e deixe-se levar pelo sentimento. O bebê sentirá, de um jeito ou de outro, que ambos se encontram ali, prontos para amá-lo e cuidar dele.

Enfim, a sexualidade durante a gravidez tem tudo para ser ainda melhor do que antes. E por que não praticá-la? É fundamental, no entanto, que ambos se deem o direito de desabafar com o companheiro sua insegurança e ofereçam esse mesmo direito ao outro, da mesma forma e na mesma proporção.

Gravidez & trabalho

Como se manter produtiva

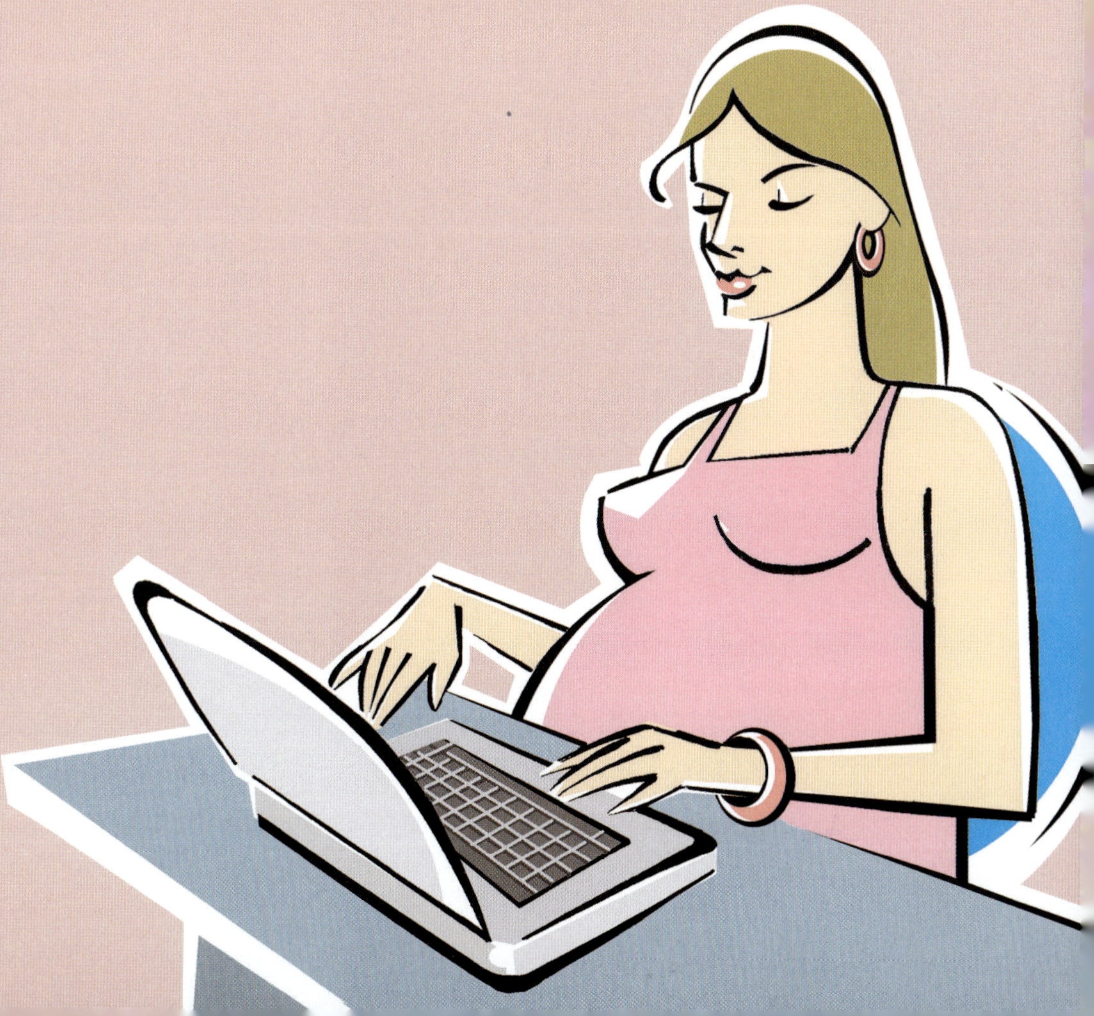

Felizmente, graças ao empenho incansável de milhares de pioneiras ao longo da história, nossa geração hoje pode desfrutar de diversas leis que beneficiam a mulher grávida. Mas que fique bem claro: o trabalho só fará bem à futura mamãe.

Relaxar durante a gravidez não significa ignorar os possíveis problemas que possam surgir no dia a dia profissional. Sem dúvida alguma, a saúde do bebê e a sua própria são prioridade, mas a simples observação de alguns cuidados básicos farão com que se sinta mais confortável e segura.

Todas as tarefas que você realiza diariamente podem ser planejadas com antecipação. Por mais inusitado e heterogêneo que seja o seu ramo de atividade, sempre há a possibilidade de maximizar os métodos, organizando-os para prevenir e evitar perda ou conflitos.

Tente deixar suas ferramentas de trabalho sempre à mão, evitando que você tenha que se locomover constantemente para buscar pastas e outras coisas essenciais. É impressionante o que uma simples mudança de cadeira pode fazer pelo bom humor e pela saúde da coluna. Cadeiras ergométricas são obrigatórias por lei, mas infelizmente poucas são as empresas que as adotam.

Se sua empresa não oferecer esse benefício, não vacile: procure, compre e use-a. Outro apetrecho, mais simples, proporcionará uma sensação de alívio indescritível: um banquinho para descanso dos pés. Você poderá substituir o banquinho por uma pilha de livros (as listas telefônicas são ótimas!).

Em certas empresas, o alto nível de estresse pode chegar a ser insuportável, mas há maneiras de contornar isso. Este é um dos recursos muito utilizados por grandes executivos, e é fácil e eficaz: sente-se à vontade encostando-se no espaldar da cadeira, e, como se fosse se espreguiçar, erga os braços e entrelace os dedos; apoie a nuca nas mãos entrelaçadas e respire fundo; conte até dez antes de soltar lentamente o ar. Repita o movimento três vezes. Parece muito simples? Pois são as coisas mais simples as mais difíceis de serem percebidas.

A técnica de respiração deve seguir a seguinte orientação: inspire devagar, contando até sete mentalmente, e expire também contando até sete. Com o tempo, acrescente a isso uma imagem que automaticamente a transporte a um local ou situação de tranquilidade. Se fechar os olhos poderá obter resultados ainda mais interessantes.

Se tiver condições, pratique esses exercícios duas vezes ao dia, ou a cada situação de estresse. Você vai se espantar com o que alguns momentos de relaxamento podem fazer para melhorar sua disposição e a concentração.

Entretanto é importante ressaltar: seja você, sempre! Não tenha medo ou vergonha de falar sobre sua condição e solicitar ajuda. A gravidez, na vida de uma mulher, é um momento que deve e merece ter o respeito de todas as pessoas.

Seus direitos

Proteção à maternidade

Em primeiro lugar, é preciso que fique bem claro: todas as medidas de proteção à maternidade são reconhecidas no mundo todo como um investimento social e econômico. A promoção da saúde da mulher não significa apenas uma simples melhoria de saúde individual, mas uma medida que causa profundas repercussões sociais: está em jogo a saúde e a sobrevivência das famílias e, em última instância, a força de trabalho e o bem-estar de comunidades e países inteiros.

As crianças são quem mais sofre quando ocorre uma morte por causa de complicações da gestação ou do parto, segundo a OMS – Organização Mundial de Saúde. Essas órfãs de mãe têm de três a dez vezes mais chances de morrer dentro de dois anos do que crianças que vivem com pai e mãe. Crianças sem mãe crescem com menos cuidados de saúde e educação. Quando a gravidez, o parto ou o pós-parto produzem doenças ou algum tipo de incapacidade, a consequência é a redução da produtividade no trabalho e dos rendimentos familiares.

Em 1988, a Constituição aumentou a licença-maternidade para cento e vinte dias contados a partir de quatro semanas antes da data prevista para o parto, sem prejuízo do salário e do emprego. Em 2008 foi sancionada a lei que amplia a licença-maternidade em mais sessenta dias. Entretanto essa prorrogação do prazo é opcional tanto para o empregador quanto para o empregado. A referida lei entrará em vigor em 2010. A mãe adotiva também tem direito à licença-maternidade, que irá de trinta a cento e vinte dias, dependendo da idade da criança: período de trinta dias se a criança tiver de 4 a 8 anos de idade; sessenta dias, de 1 a 4 anos; e de cento e vinte dias para crianças de até 1 ano.

Além da licença-maternidade, a Constituição Federal estabelece que a mulher grávida não pode ser demitida, salvo por justa causa, desde a confirmação da gravidez até cinco meses após o parto.

Essa importante decisão do Senado vem satisfazer as recomendações da Organização Mundial da Saúde (OMS) e do Ministério da Saúde de que o aleitamento materno exclusivo deve ocorrer até os 6 meses de idade e complementado até os 2 anos de idade ou mais. O fortalecimento do vínculo entre mãe e filho proporcionado pela convivência de seis meses é um passo decisivo em direção a uma melhora da saúde da população brasileira.

Confira alguns pontos relevantes que mais do que justificam a licença-maternidade

Até que ele pegue o jeito

Em seus primeiros meses, o bebê monopoliza as atenções da mãe praticamente vinte e quatro horas por dia. Mamando a cada três horas em média, o bebê acaba impondo à mãe um novo ritmo de vida: o ritmo dele! Sem falar que também outros afazeres domésticos acabam por fatigá-la mais do que o suportável. A partir do 4º mês, as mamadas vão se espaçar, e daí se pode pensar em voltar à rotina anterior.

Voltando à velha forma

O corpo da mulher, durante a gravidez, passa por tantas transformações que, ao final da gestação, ela chega a duvidar que possa voltar à forma anterior. Mas, como diz o velho ditado, o tempo é o melhor remédio. E os cento e vinte dias são fundamentais para fazer emergir novamente toda aquela vitalidade e capacidade criativa da profissional, que agora é também mãe.

Leite materno: o melhor alimento

Não há dúvidas com relação a isso: o leite materno é o melhor e mais completo alimento para o recém-nascido (ver "Amamentação"). Analisando sob uma óptica mais ampla, dar condições para que a gestante possa amamentar seu filho com tranquilidade é também a garantia de uma futura geração mais saudável, produtiva e inteligente. Sim, inteligente! Estudos recentes demonstraram que crianças que foram amamentadas no peito até os 6 meses tiveram um desempenho escolar até 30% superior ao das que se alimentaram com mamadeiras.

Por outro lado, a criança que não recebe exclusivamente leite materno durante os seis primeiros meses de vida tem um sistema imunológico mais vulnerável, e portanto se torna mais propensa a contrair doenças. Em consequência, crianças menos saudáveis serão adultos que recorrerão aos serviços de saúde – públicos ou particulares – mais frequentemente, o que trará resultados negativos para todos, até mesmo para o sistema econômico.

Direito ao pré-natal

Além da licença-maternidade, toda mulher tem direito ao exame pré-natal. Realizar o controle pré-natal é a condição básica para uma gravidez tranquila, livre de sustos, evoluindo para um parto feliz.

Todas as estatísticas demonstram que mulheres que realizaram o pré-natal tiveram menos problemas no momento do parto. O controle da gestação feito pelo médico é imprescindível para verificar as boas condições de desenvolvimento de seu bebê.

Não esqueça, portanto, que é fundamental fazer o pré-natal!

Direitos da parturiente

Durante a estada em hospitais e maternidades vinculadas ao Sistema Único de Saúde (SUS), a mulher tem benefícios assegurados por lei.

- **Acompanhante na sala de parto.** A parturiente atendida pelo SUS tem o direito de escolher uma pessoa para permanecer com ela na sala de parto e também no pós-parto. Segundo o Ministério da Saúde, o acompanhante é um dos fatores que contribui para a humanização desse procedimento e pode ajudar na redução do número de cesarianas.
- **Alojamento conjunto.** Uma portaria do Ministério da Saúde obriga hospitais e maternidades vinculados ao SUS a implementarem alojamento conjunto, isto é, mãe e filho podem ficar no mesmo quarto, vinte e quatro horas por dia.

Atividades que merecem atenção especial

Tanto na indústria como no comércio, existem certos ramos de atividade que podem causar riscos ao bebê. Caso você ou seu companheiro trabalhe com substâncias químicas, chumbo ou radiação, deve verificar com atenção o grau de periculosidade. Certas substâncias podem causar sérios danos já na formação dos espermatozoides, comprometendo a concepção, ocasionando malformações no feto ou ainda abortos espontâneos.

Comissárias de bordo são orientadas pelas companhias aéreas a buscar a licença-maternidade assim que for confirmada a gravidez. Como o trabalho dessas profissionais se dá constantemente em grandes altitudes, são diversos os prejuízos que podem vir a enfrentar no desenvolvimento do bebê (ver "Fatos").

O papai também tem seus direitos

O pai da criança tem direito a uma licença-paternidade de cinco dias, logo após o nascimento do bebê. Afinal, nada mais importante do que a presença e o apoio do companheiro nos primeiros dias após o parto.

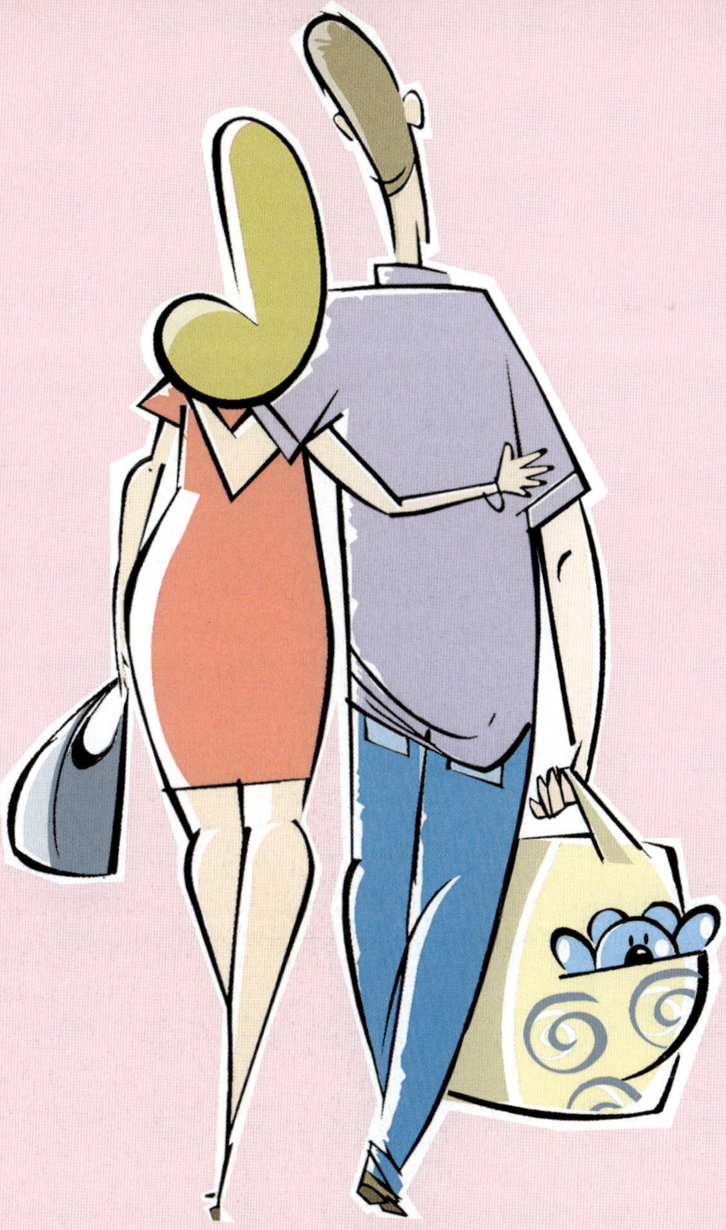

Pai pode e precisa participar

Ajude-o a se encontrar no mundo que você e seu bebê criaram

Se esta é – ou será – sua primeira gravidez, lembre-se de que você e todas as mulheres do planeta possuem uma coisa chamada *instinto*. Mas os pais de primeira viagem também passam por diversas situações durante a gravidez, e é por isso que o uso do termo *grávidos* vem sendo cada vez mais difundido para se referir ao casal que espera um filho.

Na mulher, principalmente, as mudanças físicas e psicológicas são visíveis, por causa do abdome, que cresce, e dos hormônios, que a fazem passar do riso ao choro em questão de segundos.

Porém isso não significa que o pai também não sofra transformações.

Mesmo não havendo mudanças físicas no pai – privilégio só nosso! –, muitos se sentem postos de lado. Acham que precisam participar, mas não sabem como. Assim, procuram por um modo de compensar, e a compensação que encontram vem na forma da apoio econômico.

Alguns pais, em razão da afinidade com a mãe e a gestação, chegam a informar que tiveram náuseas e vômitos matinais. Esses homens passam realmente a vivenciar a gestação e as transformações que ocorrem no organismo da mulher. Se o papai for tímido e distraído, vale estimulá-lo convidando-o às compras, discutindo os detalhes da decoração do quarto e sugerindo que a acompanhe durante as visitas ao obstetra. Isso o deixará mais tranquilo e seguro, porque estará se inteirando desse vasto universo da maternidade. Outros já preferem contribuir com todo o suporte financeiro, suprindo as necessidades, começando por fraldas e remédios até pequenos detalhes.

Você pode até se sentir incomodada com todo esse controle, mas é a maneira dele de fazer as coisas. Procure entender, sentir suas aflições e, na medida do possível, integre-o no mundo que você e seu bebê criaram.

Lembre-se de que, embora existam as *produções independentes*, a presença do pai é fator primordial durante toda a gestação e após o nascimento da criança. Sobretudo quando há o sentimento de estar junto e querer participar, ser um elo da corrente.

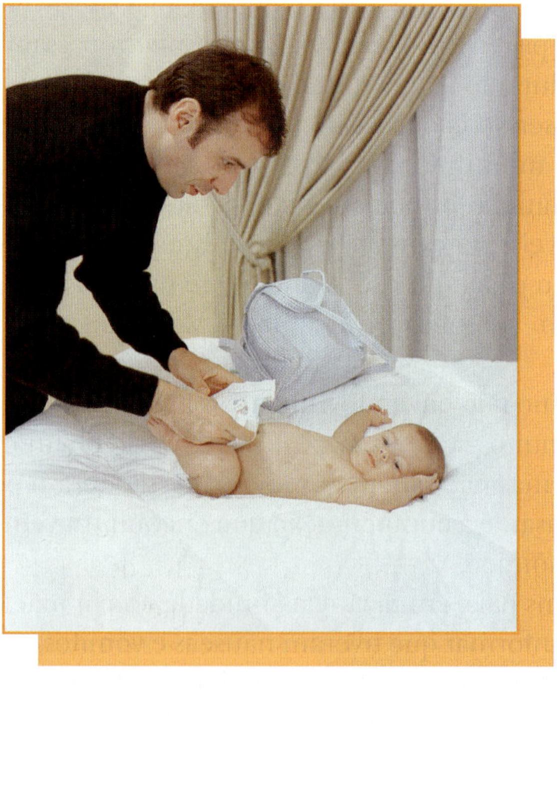

Deixe-o participar, ser solícito, sentir que possui o controle, mesmo que este seja só econômico. No mundo moderno, a figura do pai na educação dos filhos vem deixando de ser somente a do provedor, do que *sustenta a casa*. Hoje ninguém mais acha absurdo o fato de um pai pedir licença no trabalho para levar o filho ao médico ou participar de reuniões da escola. Na sociedade atual, ser pai é participar!

E quem melhor que você para ajudá-lo a ocupar o posto que ele tão arduamente vem tentando conquistar?

Tanto as relações afetivas de hoje como os laços familiares, e até mesmo a forma de encarar a profissão, mudaram muito em função das transformações radicais que a humanidade vem promovendo. Nada mais justo, portanto, que em meio a todo esse processo surja um novo modelo de pai.

Alguns exemplos abaixo irão ilustrar muito mais que teorias:

Pai de novo na terceira idade

O célebre escultor Vasco Prado, que foi pai aos 74 anos, sofria por não conseguir acompanhar, pelo enorme casarão onde vivia, em Porto Alegre, sua mais perfeita criação: a filha Pilar. A energética garotinha, no alto de seus 10 anos, era um exemplo de vitalidade, própria da idade. Além disso, possuía uma imensa capacidade inventiva e imaginativa.

Vasco propusera então um novo desafio: ofereceu-se para lhe ensinar a magia do jogo de xadrez. Isso só comprova que o enlevo da paternidade é capaz de superar quaisquer limites físicos. O artista orgulhava-se em dizer que "sempre é hora de se fazer o que se gosta, como ter um filho". Nada o desanimava, nem mesmo saber que não conseguiria ver realizados todos os planos que fizera para a pequena Pilar. Dizia simplesmente, com um sorriso: "Ela vai ser feliz".

Um filho para curtir a vida

Na periferia de São Paulo, Matheus, um adolescente de apenas 16 anos, tem a mesma esperança. Casado há poucos meses, Matheus aguarda com ansiedade a chegada de Christiane Maria. A jovem esposa de 14 anos também não se contém de felicidade, mas não esconde sua apreensão. Matheus se mostra otimista. Tem um emrpego seguro – trabalha como pedreiro, e já diz que conhece o ofício tão bem quanto o mestre Pedro, seu pai, com quem divide as tarefas.

Para o futuro de Chris, Matheus se informou no banco sobre a poupança previdenciária e já programou um futuro promissor para sua filhinha.

Pai e mãe para sempre

Janaína, de 6 anos, é uma criança arteira, descontraída e bem-humorada. O orgulho maior do pai. Luiz Carlos não é somente pai de Janaína. É também mãe e dono de casa. Luiz é arquiteto em Curitiba e conta que aos 22 anos conheceu Camila, a mãe que Janaína não chegou a conhecer.

O namoro, iniciado na faculdade, evoluiu para um noivado e a sociedade em um escritório de arquitetura. E daí para a chegada de Janaína. “Camila disse que não queria que eu me sentisse pressionado a casar, e por isso não me contou. Como era magrinha e pequena, só fui me dar conta quando já estava no sétimo mês”, Luiz explica. O casal decidiu que iria se casar após o nascimento do bebê, mas a fatalidade pôs um fim a seus planos. Camila teve complicações inesperadas e morreu. No entanto, ali estava Janaína. Foi ela quem fez Luiz se levantar em meio à dor e partir para o desafio de ser pai e mãe.

Ele percorria diariamente os bancos de leite para obter o precioso líquido. Sabia dos benefícios do aleitamento materno e não mediu esforços para possibilitar esse bem à filha. Embora tenha passado por grandes dificuldades, Luiz sabe que tudo valeu a pena. "A mulher é educada desde a infância para ser mãe e dona de casa. Eu tive que me virar sozinho", encerra dando risada.

As histórias desses três homens demonstram claramente que vem se delineando uma mudança fundamental no perfil da família brasileira: os novos pais. O modelo patriarcal utilizado até agora não os satisfaz, eles desejam demonstrar ao mundo que também têm filhos e que podem e querer participar do processo, sem que isso possa abalar ou pôr em dúvida a sua masculinidade.

Os pais modernos esperam poder dar a sua contribuição efetiva para a educação de seus filhos. Não se importam em ter de trocar e limpar seus bebês, embalar seu sono, manter-se acordados uma ou várias noites para socorrer seu rebento em um acesso de tosse, pedir licença no trabalho para levar a criança ao médico etc.

Presenciamos hoje a realidade – há algumas décadas impensável! – de homens reivindicando a posse dos filhos na Justiça, quando ocorre uma separação.

Posso estar enganada, mas sinto o cheiro de uma revolução. Calma, tranquila e silenciosa, no entanto não deixa de ser uma revolução, na qual – espero e acredito – o modelo antigo de pai passará a ser coisa de um passado remoto e nem um pouco saudoso...

Ligação pré-natal

Estabeleça o quanto antes uma ligação com o seu bebê. Aos cinco ou seis meses, os bebês já conseguem ouvir sons exteriores ao útero; quando você conversa com o bebê, ele reconhece sua voz, pois consegue ouvi-la com mais clareza do que a voz da mãe. Para ajudá-lo a ligar-se ao seu bebê:

- Massageie com suavidade a barriga da mãe e sinta o bebê mexer-se.

- Fale com ele com suavidade; beije-o e acaricie-o através da pele da mãe.
- Ouça o batimento do seu coração; um tubo de papelão como o do papel higiênico é um bom amplificador.
- Acompanhe sua parceira quando ela for fazer ultrassom e aprecie o desenvolvimento do bebê.
- Informe-se o máximo que puder sobre gravidez e parto, pelo menos tanto quanto a sua companheira, para poderem conversar sobre o assunto.
- Discutam juntos nomes para o bebê; esta é uma ótima maneira de começar a relacionar-se com ele.
- Planeje, com antecedência, frequentar as sessões de preparação e palestras sobre o parto.

De nada adianta criar rótulos, por isso buscar informação correta deve ser o primeiro passo; analisá-la, criticá-la e usá-la em benefício próprio e do casal vem em seguida.

Procure saber o que se passa com a futura mamãe, suas sensações e seus sentimentos, como alegria e insegurança; trocar ideias sobre isso com certeza a deixará mais tranquila e auxiliará no seu bem-estar.

O autoconhecimento é importante nessa hora. Rever velhas exigências, velhos conceitos pode ajudar a enfrentar com o coração aberto esse momento de mudanças e excitação. Trabalhos corporais, como, por exemplo, a ioga e a terapia bioenergética, são agradáveis e gratificantes e podem contribuir bastante desde que sejam indicados para o nível de esforço que a gravidez permite com segurança. Manter a mente calma com a ajuda de técnicas de relaxamento e meditação tem ajudado muitos casais, pois pode gerar mais intimidade e companheirismo.

Bioenergética

A bioenergética é uma abordagem terapêutica que trabalha no sentido de integrar mente e corpo resgatando a autorregulação do organismo, contribuindo para uma saúde vibrante, que auxilia a soltar tensões e aliviar o estresse. Por saúde vibrante não devemos entender meramente a ausência de doença, mas a condição de estar totalmente vivo. Vibrantemente vivo é talvez uma expressão mais exata, já que a vibração é o elemento-chave da vitalidade.

Ioga

A ioga é uma filosofia que visa ao autoconhecimento, unindo o físico e o espiritual. Sua prática correta, por meio de exercícios de respiração, relaxamento, alongamento, entre outros, proporciona uma gama de efeitos preliminares que servirão de reforço para a estrutura biológica, incrementando a vitalidade, a saúde, a energia e a longevidade de quem a pratica.

O mundo moderno nos oferece muitas maneiras para aumentar a qualidade de vida durante a gestação, que propiciam um ambiente físico e psicológico favorável para os pais e o bebê.

Compreendendo as suas emoções

Descobrir que vai ser pai é um momento muito excitante; o impacto emocional da notícia com certeza é tão forte em você quanto em sua companheira. Contudo, o efeito nos homens costuma ser subestimado e é provável que logo que a excitação inicial desapareça, as pessoas deixem de perguntar como você se sente. É importante falar das suas emoções, em especial com a sua companheira, e envolver-se na gravidez e nos planos do nascimento.

Nos dois primeiros meses, a gravidez pode não parecer real já que a aparência de sua companheira não mudará muito. Não se preocupe se não tiver a mesma reação que ela à gravidez; essa é uma experiência interior para ela e exterior para você, e um casal não compartilha de repente os mesmos sentimentos só porque vai ter um bebê. Contudo, ao ver que o corpo da sua companheira começou a mudar, e mais tarde quando sentir o bebê mexer, a ideia de ter um filho se tornará mais intensa.

Nessa fase, seus sentimentos de alegria e excitação poderão ser substituídos pelos de medo e preocupação, afinal ter um filho envolve despesas extras e é normal começar a se preocupar se será capaz de sustentar a família. Mas lembre-se de que como pai você tem mais a oferecer do que bens materiais.

Como participar

É muito importante ser um pai participante, mas você poderá se sentir um estranho em algumas ocasiões, e esse sentimento pode ser agravado pela maneira como os outros o tratam; amigos e familiares bem-intencionados podem inconscientemente expulsá-lo do que consideram território feminino. Poderá sentir isso também até mesmo com os profissionais, como obstetras e parteiras, que dirigem mais a conversa a sua companheira do que a você.

Não se exclua nem permita que familiares e amigos se envolvam mais do que você. Fale com eles a respeito de seus sentimentos para poder partilhar suas emoções.

Procure saber o máximo sobre a gravidez para poder compreender as alterações que ocorrem no corpo de sua parceira. Se possível vá com ela a uma consulta pré-natal para ver o desenvolvimento de seu bebê. Fale com sua companheira sobre o tipo de parto que ela gostaria de ter e planeje acompanhá-la em algum curso de preparação para o parto.

Dicas para participar

São meras sugestões, mas que podem ser um ponto de partida para aqueles que se sentem perdidos, sem saber por onde começar. Muitas das dicas foram coletadas dentre os pais de primeira viagem ouvidos durante o processo de elaboração deste livro. Por isso, são todas testadas e aprovadas, tanto por mães quanto por pais.

Primeiras três semanas

Não deixe que a ansiedade, tão comum nesse período, atrapalhe. Lembre-se de que tudo possui um ciclo, e que a nós só cabe respeitá-lo.

4ª semana

Este é apenas o início. Ambos estão para embarcar em uma aventura sem precedentes cujo resultado irá influenciar toda a vida do casal. Portanto, papai, busque ficar com sua parceira, e não contra ela. Ela irá enjoar e sentir mal-estares. Procure deixá-la tranquila, sem cobrar-lhe nada.

5ª semana

E por que não um jantar romântico em um restaurante elegante? Não se esqueça de enviar o convite com um belo ramalhete de flores...

6ª semana

O humor dela estará mais do que instável. Isso ocorre por causa da busca do organismo em se adaptar às mudanças hormonais. Mesmo irritada, porém, a maternidade continua sendo uma fonte de felicidade. Compreenda-a. Ajude-a a superar essa fase com carinho e atenção.

7ª semana

Hora de praticidade: que tal começar a pensar na maternidade em que criança deverá nascer? Informe-se com amigos e colegas e tire uma folga para visitar as melhores opções. Se a mamãe estiver disposta, leve-a junto, e exponham suas opiniões.

8ª semana

Não se esqueça de verificar se o seu plano de saúde cobrirá todas as despesas. Caso contrário, é hora de iniciar uma pequena poupança para as possíveis *surpresas*.

9ª semana

O bebê de vocês já entra pelo 3º mês... Ao final do 1º trimestre de gestação, a mulher entra na melhor fase do processo; por isso, mantenha a calma e a paciência. Logo, logo vocês estarão plenos para curtir juntos esse filho.

10ª semana

E quem disse que pai não sabe cozinhar? Surpreenda-a com suas habilidades culinárias e prepare um gostoso lanche (hipocalórico, mas rico em amor e capricho).

11ª semana

Ajude-a a se lembrar – sem impor! – de que precisa beber muita água. E, se ainda não o fez, deve também começar a exercitar-se, nem que seja uma caminhada leve de quinze minutos (ver "Gravidez & atividades físicas"). O sedentarismo cobrará seu preço na hora do parto.

12ª semana

Cuidado! Ela está no auge das mudanças hormonais e precisará de todo o seu apoio. Dedique-lhe uma atenção ainda maior, surpreendendo-a com um par de sapatinhos de tricô, uma bata de gestante, ou somente com um forte abraço seguido de um "eu te amo".

13ª semana

Tem início um novo ciclo. Os enjoos e as indisposições matinais começam a diminuir e o vigor de mamãe retornará. Por isso, trate de aproveitar! Programe algo bem estimulante, como assistir a um filme novo, um videokê (se vocês gostam de soltar a voz), um passeio de barco ou um jantar à luz de velas.

Da 14ª à 16ª semana

Regule o despertador para tocar diversas vezes na madrugada, pois assim terá uma vaga ideia de como é ter dentro de si um bebê que não sabe se é noite ou dia e insiste em desferir chutes e arremessos no meio da madrugada. E daqui para a frente será assim até o final do processo.

17ª semana

Se você ainda não a acompanhou a uma consulta pré-natal, vá agora e participe. Já é possível ouvir o batimento cardíaco de seu bebê e, acredite, não há emoção no mundo maior que esta!

18ª semana

Agora que já ouviu o coraçãozinho dele, dialogue com seu bebê. Faça de conta, imagine-o, reveja a imagem do ultrassom e pense no quanto ele o fará feliz.

19ª semana

Mantenha-se o mais próximo possível da barriga dela para poder sentir os movimentos. Embora nessa fase sejam pouco perceptíveis, as sensações para os pais são indescritíveis!

20ª semana

Interaja com o médico. Fique a par do ganho de peso, do estado de saúde dela e do que será necessário providenciar. No horário do almoço, faça uma visita às lojas de bebês e vá se inteirando dos preços dos acessórios (ver "Acessórios úteis").

21ª semana

Cuide sem ser ostensivo, mas fiscalize a alimentação dela. É comum ter desejos incontroláveis nesse período, porém é fundamental manter um controle rígido sobre o ganho de peso.

22ª semana

Incentive-a a ler sobre o aleitamento materno (ver "Amamentação"). Lembre-a da necessidade de preparar os mamilos a fim de fortalecê-los para a boquinha ávida do bebê. Se possível, ajude-a nessa tarefa, auxiliando na hora do banho, esfregando suave mas firmemente a bucha natural nos mamilos. Com o passar dos dias, a sensação incômoda inicial irá diminuir, pois a pele tende a engrossar, fortalecendo-se. Anime-a sempre que a mamãe se sentir desanimada com a operação.

23ª semana

O cansaço natural por causa do peso extra começa a deixá-la desanimada. Que tal lhe fazer uma massagem?

24ª semana

Cada vez maior, o bebê demonstra toda a sua vigorosidade e disposição. Continue a buscar sua companhia. Estudos recentes demonstram que o bebê sente a presença das pessoas que querem interagir com ele. Alguns chegam a demonstrar reconhecimento logo após o nascimento. Tente! Não custa nada, e pode lhe render vários momentos de intensa alegria depois.

25ª semana

Ajude-a a descansar, livrando-a dos pequenos afazeres domésticos. Leia para ela em voz alta ou coloque uma música de que ambos gostem para ouvirem juntos.

26ª semana

Com ela, procure por informações mais detalhadas sobre os tipos de parto, as possíveis complicações e os benefícios de cada um (ver "Partos"). Converse com os amigos e saiba a opinião de quem já passou por isso.

27ª semana

Que tal propor que ela faça uma reunião do tipo clube da Luluzinha? Convide as amigas dela para um bate-papo e arrume um programa para si, deixando-as sozinhas. Isso irá relaxá-la, desestressando-a um pouco.

28ª semana

Programe uma viagem rápida. Um hotel fazenda ou à beira-mar são boas opções. A proximidade do parto pode deixá-la um pouco tensa, e por isso oferecer-lhe possibilidades de descontração é fundamental.

29ª semana

Agora é sério: se não foi ainda, vá! Não deixe de fazer um esforço e acompanhá-la a todas as consultas pré-natais a partir deste ponto. Você nunca fará parte do processo se não estiver presente a essas consultas. Organize-se e vá!

30ª semana

Mesmo com a barriga volumosa, a gestante da trigésima semana precisa sentir-se desejada e sensual. Assim, papai, ajude-a com o óleo de amêndoas, aproveitando para acariciar seu bebê, e faça dessa atividade algo mais lúdico e saudável, como por exemplo: sexo! Existem posições bem confortáveis que vocês podem utilizar. Aproveitem!

31ª semana

Mesmo com tudo tendo ido bem até aqui, por que não melhorar ainda mais? Programe algo especial, como um concerto de música clássica, ou um espetáculo teatral, seguido de jantar e motel.

32ª semana

A cada dia fica mais difícil para ela dormir, certo? Se estiverem em uma suíte, deixe a luz do banheiro acesa para que ela não tropece pelo caminho. Se o sanitário for distante do quarto, seja o companheiro perfeito e acompanhe-a até lá. As viagens são contraindicadas a partir desse período, mesmo as mais curtas.

33ª semana

Verifique mais uma vez os detalhes do parto para evitar aborrecimentos de última hora. Sempre é bom prevenir. Encontre o caminho mais rápido no trajeto da casa até o hospital, com poucos semáforos e lombadas. Faça o percurso uma vez pelo menos; nunca se sabe se vocês terão que se deslocar para lá com urgência.

34ª semana

Marque na agenda dela os telefones de todos os lugares onde poderá encontrá-lo; e em sua agenda, os dela. Não se esqueça do número do celular e do *pager* do médico, que deverão constar em ambas as agendas. Não conte com a informação que o hospital poderá lhe dar. Muitas vezes o pessoal de lá só possui o telefone antigo do médico, ou nem mesmo isso. Portanto, não confie demais. Faça tudo a seu alcance para se prevenir.

35ª semana

Solidariedade é a palavra de ordem daqui para a frente. Com o abdome completamente distendido, a mamãe está quase no limite de sua resistência. Ajude-a em tudo o que for possível. Compre uma comadre para evitar que tenha que se deslocar ao banheiro todas as vezes.

36ª semana

Já pensou se vai querer acompanhar o parto, papai? Pergunte no hospital se isso é possível. Muitas vezes, no caso de cesariana, a entrada no Centro Cirúrgico é proibida para os pais. Se quiser mesmo assistir, talvez seja o caso de procurar um outro hospital.

37ª semana

Mantenha o carro abastecido e em excelentes condições. Verifique novamente o trajeto; daqui para a frente pode ser a qualquer momento!

38ª semana

Com toda certeza, quase tanto quanto ela você deve estar mais do que inseguro quanto ao parto. Converse com os amigos que já passaram por isso e mantenha-se tranquilo. Pense que é sua responsabilidade fazer com que ela se sinta segura e confiante. Não se deixe abater!

Da 39ª à 40ª semana

Saiba que os bebês têm também um instinto que os faz buscar a *saída*. Esta é a reta final dessa jornada de quarenta semanas que ambos percorreram juntos, e deve ser encarada como o resultado de tudo aquilo que vocês vieram aprendendo e cultivando. Sinta-se realizado com a conquista dela; afinal, foram nove meses gerando, nutrindo e desenvolvendo um bebê concebido a partir das suas *sementes*. Orgulhe-se de ter sido o melhor companheiro, amigo, marido e amante do planeta e rejubile-se com o *milagre da vida* que vocês foram capazes de realizar. Parabéns!

A beleza na gravidez

E por que não se manter bela?

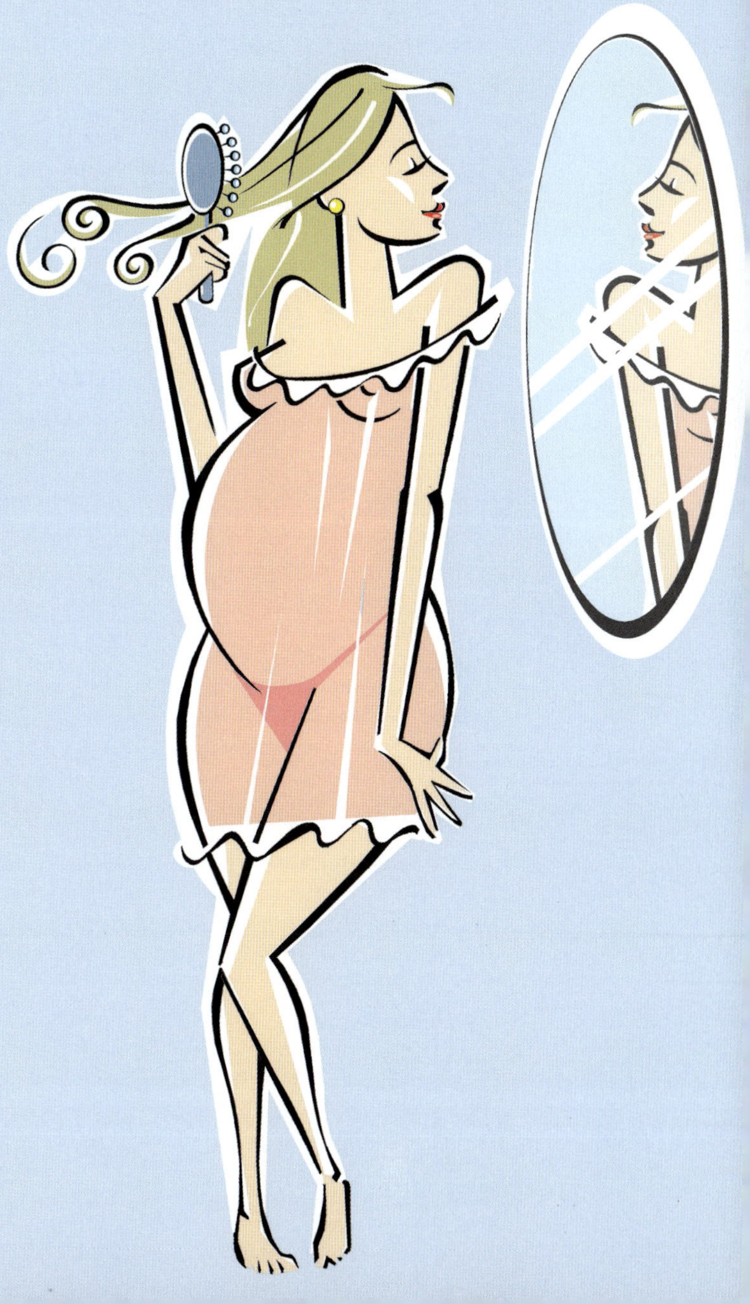

Mais do que uma simples futilidade, manter a beleza durante a gravidez é sinônimo de saúde. Prerrogativa básica para a boa saúde mental, a capacidade de nos mantermos belas é o que nos torna especiais. Além disso, está mais do que comprovado que a manutenção da autoestima da mãe influencia positivamente o bom desenvolvimento do bebê.

Nesta fase, a mulher vivencia um período muito especial de sua vida, com oscilações de humor, transformações em seu corpo e grandes modificações em seu organismo. Poder desfrutar plenamente desse momento único é, acima de tudo, um direito.

Algumas mulheres observam que sua pele apresenta uma melhora significativa, um brilho diferente surge de repente por causa do aumento do fluxo sanguíneo, e as quantidades gigantescas de hormônio circulante produzem, em muitos casos, aumento do desejo sexual, fazendo com que se sintam mais bonitas e sensuais.

E há outras em que nada disso ocorre. Elas se sentem cansadas e desanimadas. Solitárias e depressivas. Pesadas e sem disposição alguma para o sexo.

A influência dos hormônios varia de mulher para mulher. Para aquelas que não podem usufruir dos benefícios hormonais, um programa de exercícios aliado a uma dieta balanceada talvez proporcione resultados surpreendentes. E mesmo para quem se sente bem e com disposição, exercícios, cuidados diários e alimentação saudável serão fortes aliados para a manutenção do bom humor e da autoestima.

Evitando o sol

O melhor horário para frequentar praia ou para banhos de sol é antes das 10h ou após as 15h, e a permanência não deve ultrapassar os trinta minutos diários. Mesmo na sombra ou em dias nublados os riscos são praticamente os mesmos. Embora pareçam atenuados, os raios do sol costumam ser implacáveis com a pele. Se quiser evitar as manchas, evite expor-se desnecessariamente ao sol.

Outro ponto: nunca confie cegamente em guarda-sóis e sombreiros, pois os raios solares se refletem na água, no concreto e na areia, muitas vezes causando queimaduras de maior intensidade do que se a pessoa estivesse completamente exposta ao sol. Toda vez que for à piscina, à praia ou ao passeio, providencie o seguinte kit:

- filtro solar;
- chapéu ou boné;
- guarda-sol.

Escolhendo o filtro solar

Dê preferência aos produtos conhecidos e de boa qualidade (peça uma dica ao seu médico). A formulação deve ser hipoalergênica, e use somente produtos adequados para seu tipo de pele. No caso de pele com propensão à acne e/ou oleosa, prefira os sprays, loções sem óleo (*oil-free*) ou géis.

É importante que o produto ofereça proteção contra raios UVA, UVB e UVC: raios ultravioleta que causam danos à pele.

- **Radiação UVA.** Não provoca queimaduras, porém atinge a camada mais profunda da pele, destruindo as fibras de colágeno e elastina.
- **Radiação UVB.** Principal responsável pelas queimaduras solares.
- **Radiação UVC.** Esta é a radiação que causa os maiores danos à pele.

Todos esses raios são prejudiciais, aceleram o envelhecimento precoce, o surgimento de manchas, queimaduras e câncer de pele. Nossa única proteção natural contra eles é a camada de ozônio.

O FPS – fator de proteção solar – deve ser no mínimo 15. Caso pratique hidroginástica ou natação em piscinas abertas, dê preferência a FPS mais elevado, como 30, e à prova de água.

Se desejar experimentar uma nova marca que nunca utilizou antes, faça o seguinte: aplique um pouco em algumas regiões (antebraço ou batata da perna) e deixe agir por trinta minutos. Esse curto intervalo é suficiente para saber se você tem ou não alergia a esse produto.

ATENÇÃO: na neve, os cuidados são os mesmos, pois os raios solares se refletem na neve com uma intensidade muitas vezes superior à sua incidência na praia.

Maneira correta de usar o filtro solar

- **Regra 1.** Passe uma camada uniforme em toda a pele pelo menos trinta minutos antes de se expor ao sol. Isso dará tempo para que o produto penetre na pele e ofereça total proteção. Espalhando uniformemente, você evitará que algumas regiões adquiram tonalidades diferentes, além de possíveis queimaduras.
- **Regra 2.** Mesmo produtos com FPS à prova de água devem ser reaplicados após cada mergulho. Saiba que a

proteção pode ficar comprometida se o tempo de permanência na água for maior do que o atestado no rótulo, ou caso haja uma transpiração excessiva.

Seguindo essas regras simples será possível evitar os efeitos negativos do sol, como cloasma, manchas castanhas (que podem chegar a uma tonalidade marrom-escura), estrias (o ressecamento da pele do abdome é a principal causa da ruptura da pele, formando as estrias), fotoenvelhecimento, além de câncer de pele.

A chamada *cor de bronze* foi considerada, durante muito tempo, sinônimo de saúde. Hoje esse paradigma começa a mudar, pois cada vez mais as pessoas estão se conscientizando do mal que isso pode causar à pele. Com todos esses perigos, você ainda prefere arriscar?

O que é cloasma?

Aquelas grandes manchas castanhas, em geral localizadas nas faces, na testa e no lábio superior (região do buço), chamam-se cloasmas. São bastante comuns na gestação em pacientes que usam contraconceptivos, e podem se agravar muito com a exposição ao sol. Atingem cerca de 50% a 70% das gestantes, normalmente aparecendo no segundo trimestre. O cloasma é uma hiperpigmentação relacionada à atividade hormonal, e surge como resultado de um excesso na produção de melanina, que pode ocorrer exclusivamente na epiderme ou atingir a derme, camada mais inferior. O mais superficial (epidérmico) tende a desaparecer espontaneamente, em alguns casos. O cloasma dérmico é mais duradouro e resistente. O tratamento para sua eliminação só poderá ser feito após o parto e a amamentação, e requer acompanhamento médico, pois utiliza substâncias como ácidos e clareadores (hidroquinona, ácido fítico ou kójico). Dependendo do caso, será preciso aplicar *peelings* a serem escolhidos de acordo com o tipo de pele da pessoa e a característica do cloasma (cor).

Somente após alguns meses de tratamento é possível a obtenção de resultados satisfatórios, mas é importante ressaltar que, mesmo realizando o tratamento, sempre haverá a necessidade do uso de protetores solares, pois essas manchas poderão retornar assim que a pele for exposta ao sol. Mas isso só ocorrerá com quem possui predisposição genética. Em certas mulheres os cloasmas simplesmente desaparecem alguns meses após o parto, fase em que os hormônios femininos voltam ao seu nível normal.

Peeling

É um tratamento realizado por médicos com a finalidade de causar uma descamação das camadas superficiais da pele para que sejam eliminadas as células mortas, dando lugar a uma nova camada, muitas vezes livre de manchas e rugas. Os *peelings* podem ser:

- superficiais;
- médios;
- profundos.

Somente o médico poderá indicar o melhor tratamento, de acordo com a avaliação de seu tipo de pele e da coloração do cloasma. Mulheres de pele morena devem evitar os *peelings* profundos, por serem mais agressivos, e analisar cuidadosamente o uso dos *peelings* a *laser*, porque com esse procedimento haverá um grande risco de os melanócitos serem estimulados, o que pigmentará ainda mais o rosto, ou seja, agravará as manchas.

Insisto mais uma vez na importância do filtro solar, que deverá ser usado diariamente após os cuidados matinais da limpeza da pele. Não se deve esquecer que se trata de uma prática saudável para a pele. A utilização deve ser estendida às mãos, aos braços e ao colo (áreas de exposição solar diária), evitando assim melanoses solares, sardas e câncer de pele, cuja incidência vem aumentando a cada dia, apesar de todas as informações sobre o assunto.

Laser

Infelizmente o tratamento com *laser* tem sido frustrante, apresentando pouco ou nenhum resultado. Foi observado, com a utilização de vários tipos de *laser*, que, em alguns pacientes, os efeitos são imediatos, mas seguidos de piora no caso das manchas marrons algumas semanas após o tratamento.

Luz pulsada (*laser* não ablativo)

A luz pulsada é um tipo de *laser* utilizado em consultório médico com anestésico tópico, aplicado em creme. Tem sido utilizado para estimular o colágeno, melhorando a tonalidade da pele, deixando-a mais clara. Auxilia também na diminuição das lesões causadas pela acne, alcançando bons resultados.

Laser de rubi

Atualmente, tem sido usado com bons resultados no tratamento dos cloasmas. Atraído pela cor escura (melanina), esse tipo de *laser* apresenta significativa melhora nas manchas marrons e castanhas. Por ser um tratamento mais agressivo, tem uma desvantagem: a formação de crostas e edemas. Além disso, não pode ser utilizado em peles morenas escuras, e deve haver muito cuidado no caso de peles bronzeadas.

Acne na gestação

Problema bastante comum na adolescência, a acne pode continuar acompanhando algumas mulheres por um longo período da vida, quase sempre causando problemas com a autoestima, em especial quando se prolonga para além da puberdade. É comum também deixar marcas e cicatrizes permanentes, que em alguns casos chegam a ser bem profundas.

A acne tem origem dentro do folículo piloso, na derme; ao lado, estão localizadas as glândulas sebáceas, responsáveis pela produção do excesso de oleosidade (sebo). Em uma pele normal, o sebo produzido passa livremente até o pelo, onde será eliminado com as células mortas e demais líquidos celulares. No caso de pacientes com tendência a acne, por razões desconhecidas, o óleo produzido obstrui o folículo, ocasionando um processo inflamatório local.

Algumas mulheres, no início da fase gestacional, podem apresentar aumento da oleosidade da pele. Para quem já sofre desse mal, essa dose extra de óleo, naturalmente, acaba por causar um certo desconforto, pois, além de apresentar aquele aspecto típico desse tipo de pele (muito brilho no rosto), quase sempre é acompanhado de um quadro associado a cravos e espinhas. E tudo isso ocorre por causa dos hormônios (eles de novo!).

Esta história ilustra bem a situação, a causa e o efeito. Cristina sempre teve uma pele muito bonita, formas perfeitas e era uma mulher apaixonada pelo marido. No 7º mês da gestação chegou ao consultório médico desesperada, pois havia se preparado para uma barriguinha e outras modificações no corpo, mas não esperava *retornar à adolescência*. Seu rosto, então repleto de acne, a deixava muito triste e ansiosa, e ela passou a descontar tudo nas refeições. Resultado: seu peso aumentou sem controle, e até aquele momento Cristina ganhara 17 kg.

O que fazer?

- Em primeiro lugar: em hipótese alguma se desespere.
- Busque as melhores orientações sobre limpeza de pele. E não é porque ela está mais oleosa que obrigatoriamente terá espinhas ou cravos.
- Caso eles surjam, em hipótese alguma tente retirá-los sozinha.
- Compre somente sob orientação médica os cremes e as loções antiacne. Por mais inofensivos que pareçam ser, muitos produtos para tratamento da acne existentes no mercado possuem em sua composição o ácido retinoico,

que é uma substância contraindicada para ser utilizada por grávidas.

- A limpeza de pele deve ser realizada conforme a recomendação. Ela visa a eliminação dos cravos, facilitando a ação do produto indicado pelo médico.
- Evite os banhos de sol, pois, ao contrário do que se pensa, o sol não seca as espinhas, mas sim atua no sentido de provocar o aumento da produção da oleosidade e o acúmulo do sebo.
- Escolha um novo protetor solar, de preferência em gel ou spray.
- Evite lavar o rosto várias vezes ao dia. Isso só aumenta a oleosidade da pele. Lave-o no máximo três vezes durante o dia, e só com um sabonete apropriado.

A acne pode ser combatida utilizando-se, por exemplo:

- antibióticos;
- vitamina A ácida (ácido retinoico);
- isotretinoína;
- *peelings*.

IMPORTANTE: esses tratamentos não poderão ser utilizados por gestantes. Em hipótese alguma você poderá lançar mão deles; não dê ouvidos a indicações de amigas que tiveram melhoras utilizando este ou aquele método. Em vez disso, procure um médico e lembre: o que pode ser bom para acabar com a acne pode provocar alterações muitas vezes irreversíveis para seu bebê.

Fique tranquila

Geralmente no final da gestação tudo começa a melhorar. A oleosidade diminui e vai deixá-la mais serena. Após o parto, a pele volta ao normal sem grandes sacrifícios, bastando que você mantenha o cuidado com a pele, evitando resolver sozinha o problema e assim ganhando marcas indeléveis no rosto, para sempre. E, afinal, nem todas as gestantes passam por isso. Muitas até apresentam uma pele de aspecto muito superior ao de antes da gravidez.

Abdome: o centro das atenções

Essa parte do corpo é a mais acompanhada no dia a dia, pois é o local onde se protege nosso bebê. Desde o início da gestação, pode-se dizer que é o centro das atenções.

É comum ficar imaginando as mudanças a partir da redondez do abdome. Quanto irá aumentar? Permanecerá bonito? Será que vão surgir estrias? E a pergunta que não quer calar: voltará a ficar como antes?

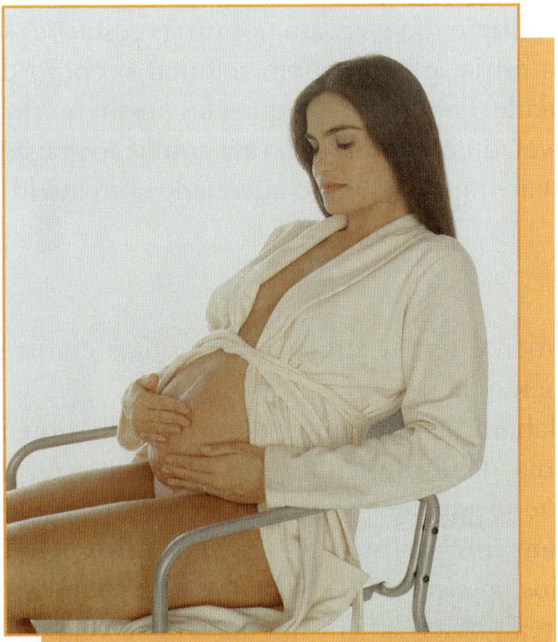

De verdade mesmo, a única certeza que se pode ter é: com cuidados adequados, o abdome cresce bem e, na maioria das vezes, retorna à sua condição normal sem grandes sobressaltos. Nada muito radical é necessário. Basta dedicar alguns minutos do dia para os cuidados com essa região, tão delicada e importante, e você manterá a beleza, sem maiores problemas.

Por que estrias?

Trata-se de um dos maiores temores de qualquer mulher. As estrias são causadas pelo sofrimento da pele durante o crescimento e estiramento do abdome além de sua capacidade de voltar ao normal, associado a um aumento de peso muito rápido. Uma grande parte das mulheres pode desenvolver estrias nesse período, principalmente aquelas que não seguem com determinação um programa especial para os nove meses.

Há mulheres que passam por várias gestações sem que surja uma única estria, e conseguem retomar o corpo de antes com total facilidade. Isso ocorre porque elas possuem uma carga genética favorável, ou conquistaram essa condição graças a uma nutrição e a um acompanhamento adequado com atividades físicas.

Dicas:

- procure tomar cuidados criteriosos com relação ao aumento de peso;
- elabore, com a ajuda de um médico ou nutricionista, uma dieta alimentar (ver "Gravidez & alimentação") que se adeque a você e ao seu estilo de vida;
- com um profissional, escolha um programa de exercícios possível de ser adotado (não adianta imaginar algo irreal; baseie-se em seu dia a dia e veja o que é possível ser feito), experiente-o e pratique (ver "Gravidez & atividades físicas");

- hidrate – impreterivelmente! – essa região, no mínimo, duas vezes ao dia.

É muito comum as gestantes chegarem ao consultório médico se queixando de muito prurido (coceira) nessa região. Com o estiramento local e a tração para os lados, a pele do abdome tende a ficar muito ressecada, e a coceira pode aumentar gradativamente com o passar dos meses se nenhuma providência for tomada.

A hidratação, por exemplo, tem papel fundamental, pois se a região for bem preparada logo no início da gestação, você terá todas as chances de ter um abdome com a pele saudável e de textura agradável. Abuse dos óleos com amêndoas e semente de uva durante o banho, fazendo um enxágue rápido e secando de leve com uma toalha macia.

O mercado está repleto de marcas com linhas especiais voltadas à beleza da gestante. Mas recomenda-se que busque o aconselhamento ou a avaliação do médico, em razão dos componentes da formulação (muitos deles podem ser contraindicados). Para as peles mais sensíveis, há fórmulas especiais manipuladas em drogarias.

Dicas para escolher:

- procure uma marca confiável no mercado;
- leia atentamente a concentração do óleo de amêndoas, pois é importante que o componente se integre à pele, não apenas perfumando-a;
- cuidado ao escolher a fragrância. Destampe o frasco e sinta o perfume. Escolha algo que não lhe causa náuseas. Caso isso aconteça, troque de produto;
- peça ajuda ao médico. Solicite a ele que recomende um produto ou componentes que possam interagir positivamente com sua pele.

Como realizar a hidratação (com óleos ou cremes)

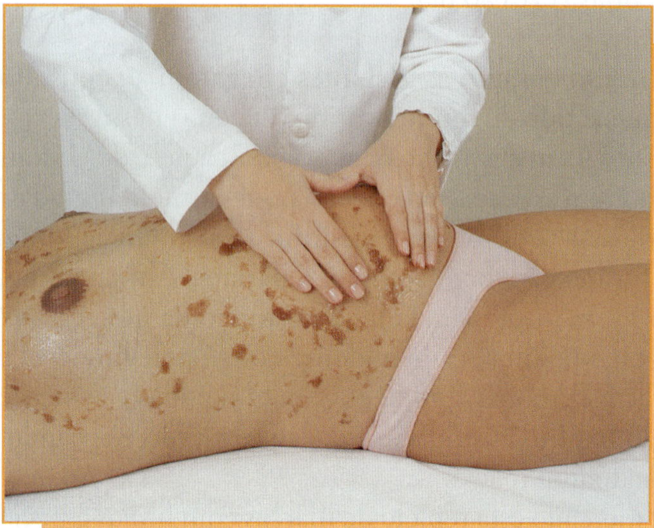

Hidratação com algas.

- A hidratação deve ser feita em todo o corpo e após o banho, de preferência com água morna ou fria; nunca utilizar banhos quentes, pois ressecam a pele. Com a ducha desligada, passar o óleo escolhido nas mamas, mas evite o mamilo (ver 'Seios'). Faça sempre em movimentos circulares no abdome e dorso, braços, pernas, glúteos.
- Após passar uma camada generosa, ligue o chuveiro e faça um enxágue rápido.
- Frequência: se possível, realize esse procedimento duas ou mais vezes ao dia.
- À noite, peça ajuda ao parceiro (aproveitem esse momento para uma troca de carinhos). Fazendo movimentos suaves e circulares, utilize creme hidratante ou óleo de sementes de uva ou amêndoas.

OBSERVAÇÃO: apenas o uso de óleo não é suficiente; também se faz necessário o uso de cremes hidratantes, avaliados por seu médico.

Massagens específicas

- **Manobra de Jaquet.** Massagem bastante utilizada pelos fisioterapeutas no abdome, na qual se fazem movimentos suaves com pinçamentos da pele, que irão estimular a circulação local, com irrigação adequada.
- **Dermotonia.** Técnica francesa utilizada por profissional devidamente treinado, em geral fisioterapeuta, que, por meio de movimentos delicados, estimulará a drenagem linfática de todo o corpo e do tecido do abdome, para obter uma irrigação sanguínea ideal.

Diariamente, é de extrema importância que a gestante realize massagens com óleos ou cremes hidratantes – ao menos duas vezes ao dia. O uso de roupas e calcinhas apertadas que comprimam a barriga deve ser evitado a todo custo. Caso você trabalhe em local que exija o uso de uniforme, solicite ao seu superior uma autorização para fazer adaptações nas peças, principalmente saias e calças compridas.

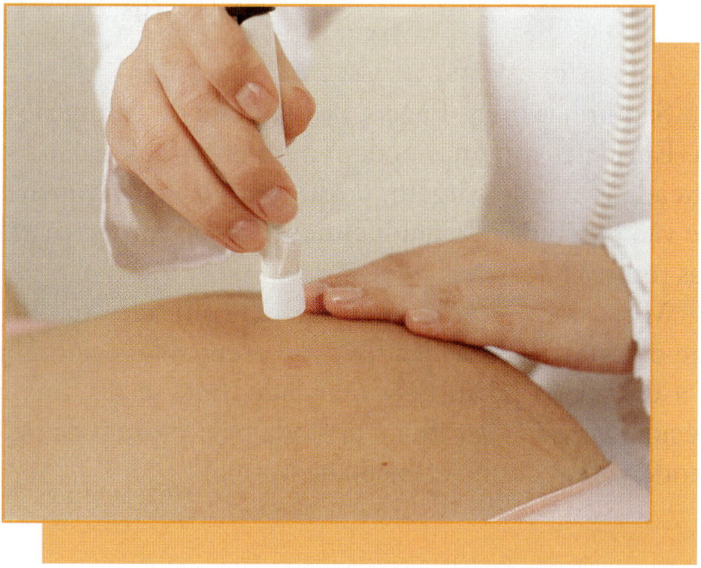

Estimulação da circulação do abdome com dermotonia.

Logo que constatar a gravidez, opte por usar calcinhas com laterais mais largas e com elásticos folgados, e deixe de lado aquelas do tipo biquíni, com laterais fininhas, pois, com certeza, se sentirá mais confortável. Quando o abdome estiver crescido e arredondado, opte por calcinhas especiais para gestantes, que sustentam a barriguinha. Use, de preferência, peças que não causem desconforto na região da virilha, pernas ou abdome (ver "Acessórios úteis"). Quando começar a acostumar-se com o apoio em sua barriga, verá que, à medida que ela se avoluma, não sentirá tanto seu peso. Infelizmente, para os primeiros meses não existem calcinhas que proporcionem toda a sustentação necessária. As confecções só oferecem modelos para abdomes bem volumosos, para o último trimestre da gestação.

Por isso a dica é procurar esse acessório na seção destinada aos manequins G e GG. Provavelmente, dependendo de sua estatura e porte físico, terá ainda que fazer adaptações nessas peças. Algumas mulheres relataram que foram obrigadas a cortar a parte lateral das calcinhas para que adquirissem forma confortável. Mesmo assim, procure usá-las, pois desse modo não irá comprometer a circulação sanguínea no local (ver "Acessórios úteis").

O que são estrias?

São linhas finas, frágeis, brilhantes e de coloração acinzentada. Em peles morenas podem apresentar coloração branca ou arroxeada. Quando surgem, possuem uma coloração avermelhada, e vão descolorindo gradualmente até se tornarem esbranquiçadas (estrias nacaradas).

Muitas vezes a estria é considerada uma cicatriz. No entanto o que caracteriza uma cicatriz é a presença de tecido fibrótico, o que a estria não possui. Na realidade, trata-se de uma ausência de tecido, visto que a estria é causada pela ruptura da pele que se distendeu além de sua capacidade normal.

Principais causas

- **Predisposição genética.** A capacidade de elasticidade do tecido (pele) e a tonicidade dependem de características genéticas pessoais.
- **Fatores hormonais.** O aumento dos hormônios femininos (progesterona e estrógeno) pode fragilizar as fibras de colágeno e elastina. O mesmo pode ocorrer com quem necessita realizar algum tratamento utilizando doses altas de corticoide.
- **Musculação excessiva.** Em caso de hipertrofia muscular, com uso de peso em excesso. Em homens as principais regiões atingidas são: região lombar, braço (perto dos ombros) e, em alguns casos, joelhos.
- **Aumento ou perda de peso excessiva ou muito rápida – efeito sanfona.** Responsável por uma grande quantidade de estrias e flacidez, principalmente em mulheres. Em determinados casos, a única solução é a cirurgia plástica.
- **Gravidez.** Em geral as estrias surgem no 8º mês, podendo ter seu risco aumentado nos últimos dias da gestação. As principais regiões atingidas são: abdome inferior e mamas. Com o peso adquirido durante essa fase, podem aumentar os riscos e as áreas atingidas na mulher, chegando a romper todo o tecido do abdome. Algumas mulheres que superam muito a marca do peso ideal para sua estatura e estrutura física talvez apresentem estrias nos braços, na face interna das coxas, do dorso etc.

Como evitar?

Infelizmente, fatores genéticos e hormonais costumam acelerar sua ocorrência, mas alguns cuidados podem prevenir seu surgimento na gestação:

- controlar o peso;
- praticar atividades físicas;

- seguir uma dieta elaborada para a gestação rica em vitaminas C e E, que são importantes na formação do colágeno;
- manter a pele hidratada com óleos e cremes hidratantes (conforme explicado neste capítulo);
- evitar roupas apertadas que dificultem a circulação local;
- dedicar atenção aos cuidados diários;
- evitar exposição ao sol.

Como tratar?

Durante a gestação é prudente seguir uma rotina de hidratação, massagens específicas e dermotonia (conforme explicado neste capítulo).

Se mesmo com todos esses cuidados ocorrer o surgimento de algumas estrias, o melhor a fazer é manter a hidratação e esperar para iniciar um tratamento após o parto, quando será possível a realização de tratamentos mais específicos, mas que são contraindicados para gestantes.

Mesmo com todo o avanço da medicina, ainda não existe um procedimento que elimine as estrias. Alguns tratamentos podem oferecer uma melhora satisfatória. O importante é que você procure o mais rápido possível ajuda especializada. Assim que estiver se sentindo bem, após o parto, em alguns casos após o período de amamentação, procure tratar as estrias.

Alguns procedimentos

- **Ácido retinoico.** Deve ser utilizado, de preferência, com acompanhamento médico, mesmo os de uso domiciliar. As altas concentrações do ácido estimulam o crescimento de novos vasos sanguíneos dérmicos e promovem a restauração do colágeno e da elastina. Em casa, à noite, antes de dormir, é feita a aplicação, sendo necessária toda a precisão possível bem no local da estria. Durante o tratamento, toda e qualquer exposição ao sol é contraindicada. E sempre que necessitar expor-se, use filtro solar.

- ***Peelings.*** Existem vários tipos. Um que vem sendo muito utilizado é o de ácido glicólico a 70% – procedimento médico aplicado semanalmente. É comum usar em conjunto a aplicação do ácido retinoico em casa. O procedimento é indolor, e são realizadas de dez a vinte sessões.
- **Mesoterapia.** Aplicam-se medicamentos eutróficos, que estimulam a síntese de colágeno e elastina. Pequenas injeções subcutâneas com agulhas finas ministram substâncias que interferem positivamente para a melhora do quadro. Para obter um resultado ainda melhor, é imprescindível que sejam feitas mais de dez sessões. Resultados promissores variam de acordo com o tempo das estrias. Quanto mais antigas, mais se demora para constatar o resultado.
- **Microdermoabrasão.** Um aparelho com microcristais de alumínio age sobre a estrias, causando uma esfoliação acentuada na região afetada. Com essa irritação local será estimulada a formação de novas fibras de colágeno. Em geral é dolorido e necessita de anestesia local. As sessões variam de dez a vinte, de acordo com o tipo de pele. É mais utilizado em estrias brancas, e deve ser aplicado com cautela em peles morenas.
- **Subcisão.** Uma agulha especial, com uma pequena lâmina cortante na ponta, é introduzida na estria, liberando a fibrose local e estimulando o preenchimento na região de depressão da estria. Indicado para estrias antigas com depressão local e coloração esbranquiçada. É necessário anestésico local, e as sessões variam de duas a três.
- ***Laser.*** Infelizmente, no tratamento das estrias não foram alcançados os resultados esperados. O procedimento pode melhorar a coloração das estrias e o aspecto da depressão em alguns casos, mas é mais utilizado e com melhores resultados em telangectasias (vasinhos).
- **Luz pulsada (*laser* não ablativo).** Melhora o aspecto estético da estria, principalmente das mais recentes

(avermelhadas), pois diminui a coloração local. Nas estrias mais antigas (brancas), foram observados melhores resultados na região das mamas.

Seios

As primeiras alterações visíveis ocorrem nos seios, que se tornam mais sensíveis, volumosos, pesados e inchados. Com o passar dos dias, eles vão se modificando, de modo a se preparar para a amamentação futura. Desde os primeiros dias é importante hidratá-los muito bem, dando início a um processo de drenagem e uma rotina específica para preparar os mamilos, tornando-os assim suficientemente resistentes para a forte sucção do bebê.

São diversas as mulheres que deixam de amamentar ou simplesmente param de fazê-lo devido às dores resultantes de mamilos rachados. Quem não passou por essa experiência jamais poderá imaginar o que significa. Mamilos fissurados devido ao preparo mal orientado são um grande tormento que pode ser evitado com algumas precauções.

Ao mesmo tempo, amamentar é uma das mais extraordinárias experiências que uma mulher pode ter ao longo de sua vida. Usufruir dessa vivência com toda a plenitude só será possível, porém, se os mamilos forem devidamente estimulados, sendo preparados de forma a proporcionar o prazer de poder alimentar seu bebê.

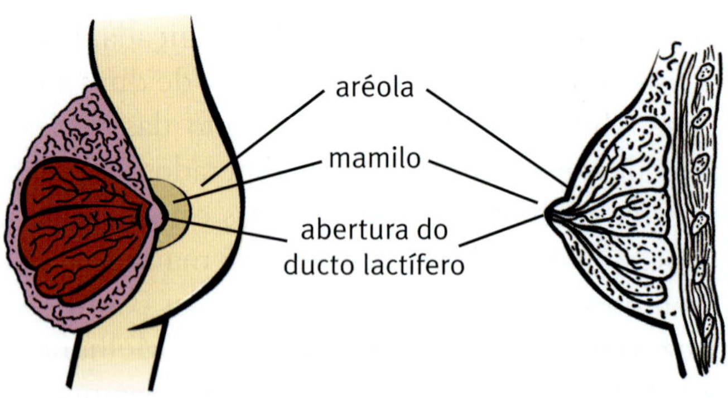

Os cuidados devem começar já no início da gravidez e se estender até o momento do parto. Se forem observados esses procedimentos, é muito provável que o ato de amamentar só venha a trazer prazer à mãe e saúde para o bebê.

Massageando os seios

Massagens circulares durante o banho morno ajudam na realização de uma drenagem linfática na região, o que auxilia na melhora do inchaço e da congestão dos seios. O uso, durante o banho, de uma bucha vegetal sobre os mamilos irá torná-los resistentes.

Após o banho, use a toalha para esfregar vigorosamente os mamilos, dando assim continuidade ao processo. Pode ser que isso resulte em alguma descamação nos primeiros dias. Essa descamação é necessária para que a pele se renove e fique mais forte, de maneira que resista à força de sucção do bebê (ver 'Mamilos', mais adiante).

Mantendo-os hidratados

Durante o banho, utilize nos seios os mesmos procedimentos citados nos cuidados com o abdome, protegendo o mamilo para que não seja banhado pelo óleo usado. Após o banho, realize uma hidratação com cremes hidratantes elaborados para seu tipo de pele, com hidratação profunda. Quanto aos mamilos, o preparo é totalmente diferente dos cuidados que devem ser tomados com o restante dos seios (ver mais adiante 'Mamilos'). O fundamental para manter a beleza dos seios e evitar o surgimento de estrias é a hidratação. Utilize hidratantes de duas a três vezes ao dia, fazendo massagens circulares e pressionando levemente cada seio de maneira uniforme.

A alimentação saudável e o controle do peso são também pontos fundamentais que concorrem em muito para a manutenção da hidratação essencial dos seios. Enquanto os cremes e óleos atuam externamente, os alimentos certos atuarão internamente, complementando o processo. Os detalhes sobre a alimentação adequada serão abordados em capítulo específicos.

Mamilos

Os mamilos precisam passar por um outro tipo de preparação. Diferentemente do restante dos seios, os bicos deverão ser preparados para se tornar muito fortes. Enquanto as mamas têm de ser hidratadas para que a pele resista ao aumento de volume sem que se rompa e surjam as estrias, os mamilos têm de se tornar de certa forma *calosos*.

Cada mamilo deve ser esfregado com um certo vigor diariamente, com uma bucha vegetal ou esponja natural, ou ainda com uma toalha grossa. Pode ser uma experiência bastante dolorida no início, mas, após uma semana, já será possível notar alguma diferença no sentido de resistência da pele. Muitas vezes pode haver até mesmo alguma descamação leve, o que é bom. Não é preciso interromper o procedimento, basta que se tome o cuidado de não exagerar na dose e acabar machucando de verdade os bicos.

Exercícios para os mamilos

Os mamilos em retração devem ser cuidados diariamente com massagem de estiramento ou exteriorização. Três vezes ao dia, durante um minuto no máximo, faça vários movimentos de tração do mamilo para fora, com dois dedos lubrificados com lanolina. Essa manobra, ao mesmo tempo que fortalece a pele do mamilo, vai aos poucos tornando-o mais protruso, o que facilitará para o bebê quando levado à sucção. Esse simples exercício auxiliará na formação de um mamilo possível de ser sugado pelo bebê. Todos os dias, após o banho, sente-se calmamente e exercite o estiramento, um mamilo de cada vez. Aumente aos poucos a força. Não é necessário forçá-lo demais.

O exercício de Hoffman é um dos mais conhecidos. Coloque um dedo de cada lado do mamilo sobre a pele da aréola e a pressione para trás e para fora até o ponto em que comece a doer; não é necessário que se machuque. Busque seu limite, e com o tempo vá aumentando lentamente a pressão. Repita três vezes a manobra nessa posição, três vezes com os dedos em diagonal e três em posição vertical, a fim de provocar o estiramento das fibras que estão debaixo da pele da aréola e que fazem com que o mamilo seja pequeno, plano, umbilicado ou retrátil.

Previna o aparecimento de rachaduras superficiais ou profundas nos mamilos mantendo-os sempre limpos e secos com sua lubrificação natural. Você poderá passar um óleo para reduzir o problema, mas se mesmo assim persistirem comunique a seu médico para que ele possa receitar uma pomada específica à base de vitamina A (cicatrizante).

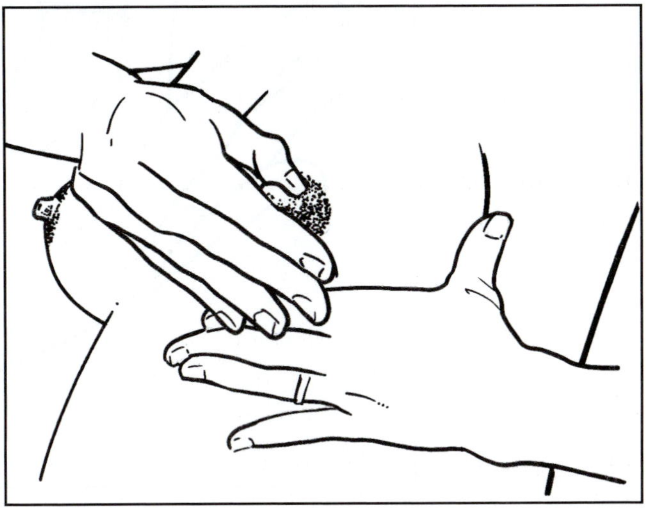

Sustente a mama e, com cuidado e relativa firmeza, segure o bico do seio.

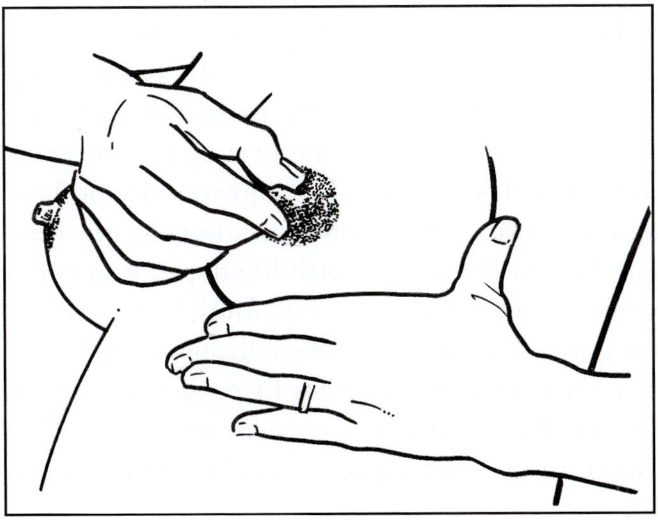

Puxe o bico do seio para a frente.

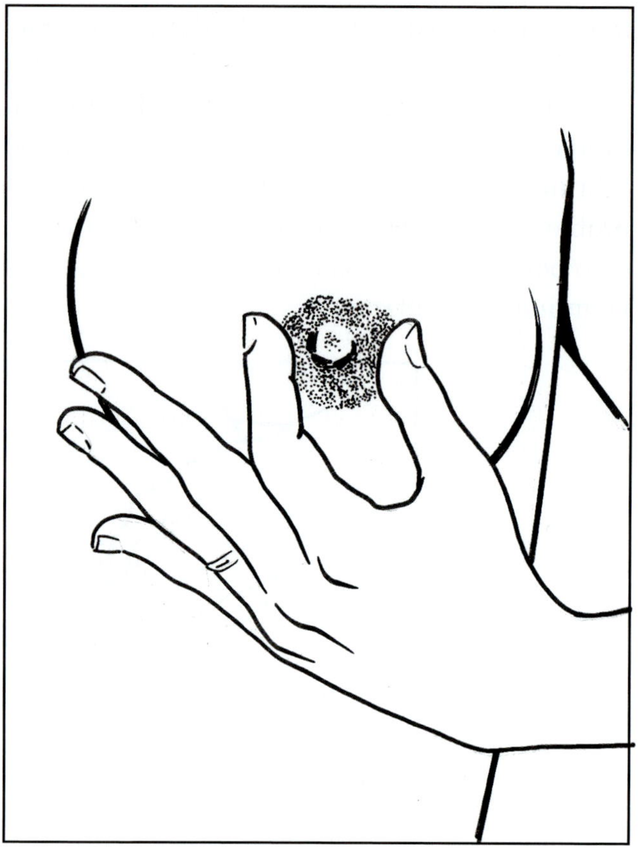

Segure o mamilo e estique-o com firmeza para os lados.

Sutiãs

Usar sutiãs que proporcionem sustentação e apoio e evitar o uso de lingeries que apertem e impeçam a circulação são cuidados a serem tomados. Dê especial atenção a particularidades que vão desde a escolha do tecido, que deverá ser preferencialmente de algodão, até à firmeza dos contornos para que possa suportar o peso, que, em muitos casos, chega a dobrar ao longo da gravidez. Além disso, busque por modelos que possibilitem que os mamilos se voltem sempre para cima. Isso evitará a ocorrência de mamilos em retração. Hoje em dia há empresas especializadas em fornecer sutiãs para grávidas. No entanto, nunca confie cegamente: observe se são mesmo adequados, se possuem alças resistentes, bojo confortável, elástico macio. Todos esses cuidados serão cruciais para que essa importante peça do vestuário contribua para manter a posição dos seios (leia mais em "Acessórios úteis").

Amamentar deixa os seios flácidos?

É importante ressaltar o seguinte: *amamentação não torna os seios flácidos*. Cada vez que a mulher oferece seu seio ao bebê está estimulando o corpo a retornar à sua forma normal. Isso ocorre porque, toda vez que o bebê suga o seio, ele estimula a produção de um hormônio chamado *citocina*, que ajuda a contrair o útero.

O retorno do útero ao seu tamanho normal contribui efetivamente para o retorno do corpo à forma natural. Além disso, a amamentação previne o surgimento de patologias de mama, como abscesso e câncer.

Não podemos nos esquecer do fator genético, que define o formato das mamas e sua constituição, proporcionando ou não uma tendência maior à flacidez, além do aumento excessivo de peso.

Portanto, além de contribuir para o fortalecimento do vínculo afetivo da mãe com seu filho, amamentar é um ato de prevenção contra problemas futuros.

Não importa a quantidade de leite; seja qual for o volume produzido, a mãe estará passando diversos anticorpos para seu bebê, aumentando suas defesas.

O que fazer quando os seios diminuem após a gestação?

Hoje, com os cuidados com peso, alimentação, atividades físicas, cremes etc., muitas mulheres conseguem uma evolução tranquila da gestação, chegando à fase final com o peso necessário de acordo com a altura e idade. Mas mesmo assim as mais exigentes sempre conseguem encontrar pequenas diferenças que nem a dieta aliada aos exercícios pôde evitar. "Meus seios diminuíram!", é a chocante constatação. "O que devo fazer?!"

Muitas lidam com naturalidade com isso. Outras querem solucionar o problema o mais rápido possível.

Prótese mamária

Esta é uma técnica muito discutida atualmente. Tempos atrás banida pelos médicos, hoje inspira segurança em relação às modificações e aos avanços tecnológicos ocorridos ao longo dos anos.

É ideal para corrigir mamas que não apresentem excesso de tecido e pele. A intervenção é realizada em hospital, utilizando sedação seguida de anestesia local. A incisão é feita no sulco da mama (abaixo), na aréola ou na axila, variando de acordo com o formato do seio. Hoje a prótese mamária é colocada atrás do músculo peitoral. Desse modo, os exames para detecção e controle do câncer de mama – palpação, ultrassonografia ou mamografia – poderão ser feitos sem dificuldade.

Existem vários formatos e tamanhos de próteses. Converse com seu médico e escolha a que for mais indicada para o seu caso.

Algumas mulheres apresentam mamas flácidas ou aumentadas antes mesmo da gestação. Esse estado tende a piorar após o nascimento dos filho, o que lhes causa grande incômodo. Nesse caso, o ideal é ser avaliada para que possa ser indicada a melhor técnica de acordo com o tipo de mama.

Algumas técnicas:

- **Incisão em T invertido.** Própria para quando os seios são grandes e necessitam correção de tamanho e da ptose (flacidez).
- **Incisão periareolar.** Apresenta melhores resultados em mamas menores, nas quais será apenas corrigida a flacidez.
- **Incisão em L.** Utilizada em seios de tamanho médio, com bons resultados.

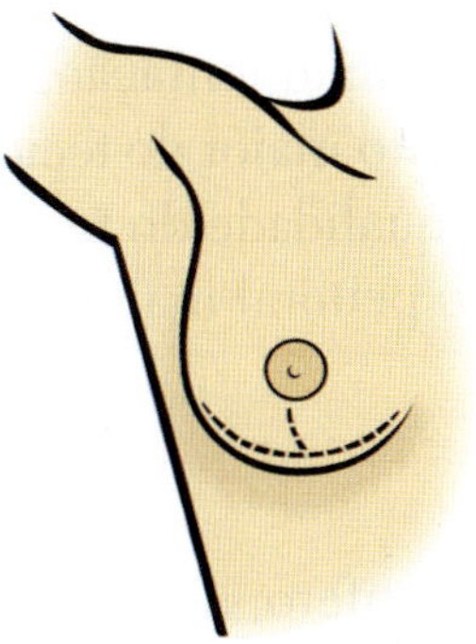

Incisão em T invertido

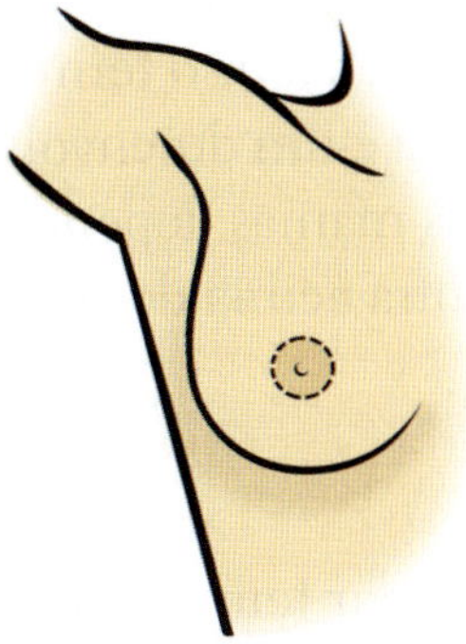

Incisão periareolar

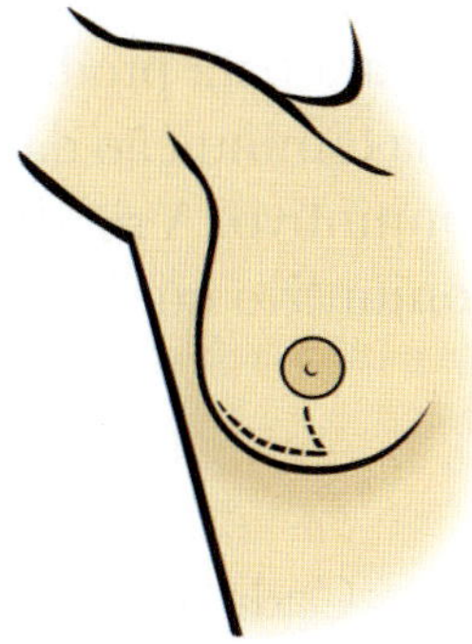

Incisão em L

É muito importante que a mulher saiba o momento de fazer uma correção cirúrgica, não esquecendo que, muitas vezes, pode não ser necessária. Se você optar pela cirurgia, siga algumas etapas:

- Não se assuste com o tamanho dos seios durante a amamentação; eles voltarão ao normal.
- Amamente seu bebê com tranquilidade, não suspendendo a amamentação antes do tempo.
- Espere até que o leite não esteja mais sendo produzido.
- Escolha um profissional de sua confiança.
- Não se precipite.

Conhecendo melhor as mamas

A mama e a glândula mamária são formações da pele. Na mulher, a glândula mamária possui íntimas relações funcionais com os órgãos sexuais. No recém-nascido, durante as três primeiras semanas é relativamente grande pela influência dos hormônios maternos, e pode liberar algumas gotas de secreção. Na infância da menina, a glândula mamária cresce lentamente, mas, com o início da puberdade, acelera-se seu desenvolvimento. Surge inicialmente um "botão", e para atingir a forma típica da mama feminina ocorre uma intensa deposição de gordura. Na gravidez, observa-se um grande crescimento da glândula mamária, que se prepara para produzir leite. Com o término da amamentação, há uma diminuição da mama e um desenvolvimento maior do tecido conjuntivo. A rigidez das mamas depende da qualidade do tecido conjuntivo que se encontra acima do músculo peitoral maior.

A glândula mamária sexualmente madura não produtora de leite

Cada lóbulo glandular tem um duplo lactífero, um túbulo epitelial ramificado com uma luz pequena algumas vezes ausente. Seus ramos são separados um do outro por um tecido conjuntivo e são espessados em forma de botão em suas extremidades. Abaixo da aréola mamária, a via lactífera amplia-se para constituir o seio lactífero, que tem cerca de 1 cm a 2 cm de largura.

Após a ovulação, a glândula sofre um aumento em razão do desvio das vias lactíferas, que atingem seu ponto máximo, de 15 ml a 14 ml, antes da menstruação. Depois ela regride novamente até o dia do início do ciclo. Esse é o motivo do inchaço nos dias que antecedem a menstruação.

Mas quando ocorre a gravidez, os ductos lactíferos proliferam, o tecido conjuntivo é desviado para trás e a mama se intumesce ou enrijece levemente. No 5º mês, os botões terminais transformam-se em vesículas alveolares e a glândula fica intensamente vascularizada.

No 9º mês, inicia-se a formação de um líquido amarelo, chamado colostro. Esse líquido é composto de gotículas de gordura e restos celulares. Cerca de três dias após o parto, inicia-se a produção do leite. As gotículas do leite são produzidas de maneira apócrina, envoltas em uma membrana de albumina, e medem de 2 µ a 5 µ.

Pernas e glúteos *versus* celulite

Há muitos e muitos anos as mulheres convivem com um indesejável e implacável inimigo: a celulite. Ela é democrática, atinge todas as classes sociais, todas as etnias, e a quase todas as faixas etárias. Também não escolhem o tipo físico: muitas mulheres magras, ao notarem os primeiros sinais de celulite, sentem-se inconformadas. E com razão. Até mesmo profissionais de educação física não são imunes a este problema crônico e, muitas vezes, de difícil tratamento.

Fatores que concorrem para o aparecimento da celulite:

- herança genética;
- homônios;
- vascularização;
- estresse;
- tabagismo;
- sedentarismo;
- distúrbios alimentares;
- gravidez.

Existem várias causas para o surgimento da celulite em gestantes, principalmente nos membros inferiores. O aumento excessivo de peso e o sedentarismo são responsáveis pelo surgimento da celulite em braços e dorso. Além disso, são causas também o aumento dos níveis de estrógeno e progesterona – e suas constantes variações – e o aumento da capacidade de retenção hídrica, com edema linfático, que leva a uma dificuldade circulatória, dando logo início a um processo de edema, seguido da celulite.

Mas, afinal, o que é celulite?

Este termo já está sendo mudado por não reproduzir o significado real do problema. É oriundo da terminação *ite*, que significa *processo inflamatório*. O termo científico correto é *hidrolipodistrofia ginoide crônica*, que ao pé da letra quer dizer um descontrole de água e tecido gorduroso no organismo.

Os graus variam:

- **Grau I.** Neste estágio, os furinhos se tornam visíveis apenas quando se comprime a pele, por exemplo, em um cruzar de pernas. Se a celulite de grau I for tratada assim que identificada, os resultados poderão ser excelentes (até a total eliminação, dependendo da pessoa).

- **Grau II.** Os furinhos são perceptíveis sem que haja nenhuma compressão, e muitas vezes possuem ondulações. Nesse estágio já existe um comprometimento microcirculatório, podendo surgir também alguns vasinhos. O tratamento deve ser mais amplo, com melhora esperada de 70% a 80%.
- **Grau III.** A pele tem um aspecto de *colcha de matelassê*, com ondulações facilmente visíveis, evoluindo com quadro de dores à palpação. Nesses casos, as chances de resultados positivos caem para 50% e 60%.
- **Grau IV.** Já existe um quadro de comprometimento vascular bastante elevado, apresentando prurido (coceira), dor local espontânea, às vezes vasinhos e/ou varizes, e um aspecto de *casca de laranja*. Em alguns casos, encontram-se depressões tipo *capitonê*[1]. Os resultados são pequenos, com melhora de 10% a 15%.

Na realidade, o ideal mesmo é que o tratamento se inicie assim que for detectada a celulite, ainda em seu 1º estágio (grau I). Dessa forma será possível deter a evolução do quadro, pois, como se trata de um processo crônico, a tendência é piorar. Uma gestante que já tinha celulite antes terá, infalivelmente, aumento significativo nesse período. Mas a boa notícia é que a celulite pode ser controlada, desde que se sigam orientações específicas para essa nova fase.

O que você pode fazer?

- É importante que haja uma compreensão do que é celulite e o que pode agravá-la.
- Uma mudança nos hábitos alimentares é fundamental.

1. Capitonê – aspecto similar a uma poltrona com botões fixados (retração).

- Sedentarismo nunca mais (ver "Gravidez & atividade física").
- Excesso de sal pode agravar, além de não fazer bem à saúde.
- Cremes amenizam até 15% somente. Portanto, é fundamental que sejam elaborados outros procedimentos para essa fase.
- Beber muita água é importante; no mínimo 2 l ao longo do dia.
- Evitar o aumento do peso além do programado.

Tratamentos que beneficiarão você

Todos os cuidados são de grande importância nessa fase, pois podem representar um benefício especial para a mamãe e o bebê. Seguindo uma dieta especial balanceada, realizando atividades físicas e fazendo uso de cremes especificamente manipulados, você estará garantindo um controle da evolução do problema. E, a partir daí, uma gestação tranquila e feliz com aumento ou manutenção de sua autoestima, controlando cada etapa.

Existem tratamentos estéticos que podem trazer bons resultados. Confira os que você realmente pode fazer:

- **Drenagem linfática.** É uma massagem que estimula todo o sistema linfático. Utilizam-se movimentos que vão da cabeça aos pés. A drenagem linfática atua profundamente na microcirculação, favorecendo a eliminação de toxinas e líquidos. Muitas gestantes têm celulite que evolui para a formação de edemas e dores nos membros inferiores. Por meio da drenagem linfática poderão ser muito beneficiadas. Além do alívio no quadro de congestão das pernas, a celulite também estará sendo tratada. É importante que o tratamento seja realizado por um fisioterapeuta ou profissional especializado.

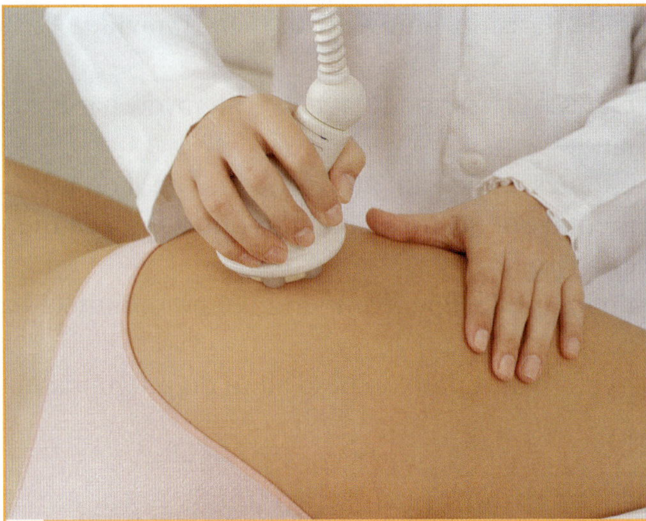

Drenagem e tonificação realizadas por fisioterapeutas para prevenir o acúmulo de líquidos e gorduras.

- **Dermotonia.** Método não invasivo, criado na França. Por não emitir nenhum tipo de estímulo elétrico ou ultrassônico, é o mais indicado para gestantes. A execução é feita por um aparelho – que deve ser controlado por um fisioterapeuta treinado – que possui um cabeçote com oito microesferas que rolam em torno do próprio eixo. Por meio de movimentos específicos de aspiração controlada, atua na circulação, melhorando as trocas metabólicas (oxigenação) e o tônus muscular, além de soltar e descongestionar os nódulos de celulite.
- **Talassoterapia.** Terapia natural em que são utilizadas algas marinhas desidratadas. Essas algas são uma das mais ricas fontes de substâncias essenciais, como: minerais (cálcio e magnésio), oligoelementos (ferro, cobre, lítio e zinco) e vitaminas (A, B1, B2, B6, B12, C, D, E e K), que são indicadas nos processos de envelhecimento cutâneo, drenagem linfática, tratamentos para estrias e celulite, além de possuírem alto poder hidratante e cicatrizante.

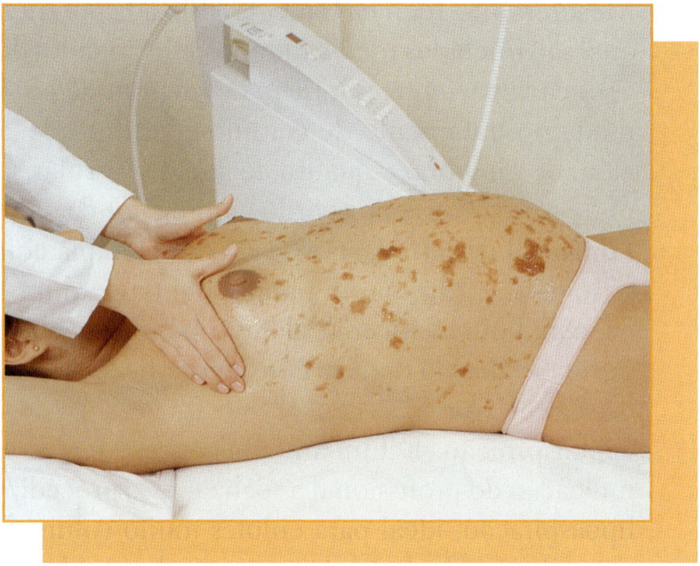

Tratamento com algas realizado para hidratar a pele e também para a drenagem da cadeia linfática axilar.

- *Gommage*. Realizada a partir de cremes esfoliantes, permite a retirada de camadas de células mortas, facilitando a renovação celular, além de ativar a circulação local. Os cremes são criteriosamente aplicados em quantidades específicas, sempre por uma profissional qualificada. A remoção é feita com movimentos circulares leves e constantes, agindo com suavidade no abdome. Logo após, são utilizados óleos ou cremes de semente de uva. Os cremes hidratantes de ação profunda são também bastante utilizados, e agem retendo a hidratação essencial da pele. Eles têm como princípios ativos o ácido hialurônico e o lactato de amônia.

Tratamentos corporais para depois

Existem outras técnicas que você poderá utilizar após a gestação. Algumas, como a mesoterapia, só devem ser realizadas após o período de amamentação.

- **Mesoterapia.** Técnica francesa utilizada por médicos, na qual são injetados medicamentos selecionados de acordo com cada paciente, por meio de microinjeções. Pode ser usada no tratamento de celulite e gorduras localizadas, além de melhorar o quadro de flacidez tissular. O número de sessões varia de acordo com o grau da celulite.
- **Hidroliplocasia.** Associação de mesoterapia com ultrassonografia, utilizada no tratamento da gordura localizada, com bom efeito em culotes. Após dez sessões é feita a devida avaliação para se constatar a necessidade ou não de se repeti-las.
- **Lipoaspiração.** É fundamental que se tenha uma boa indicação do profissional a realizar esse procedimento. A lipoaspiração, ideal para culotes muito volumosos, consiste na retirada da gordura através de cânulas finíssimas que são introduzidas na pele. Pode ser realizada em várias partes do corpo.
- **Dermotonia.** Atua realizando uma drenagem linfática profunda, além de ajudar a redistribuir a gordura, facilitando sua eliminação. Fundamental no descongestionamento dos nódulos de celulite.
- **Drenagem linfática manual.** Realizada manualmente de forma suave e delicada, visa estimular o sistema linfático responsável pela eliminação das toxinas, ativando a microcirculação. Associada à drenagem, é recomendada a ingestão de no mínimo 2 litros de água por dia; dessa maneira, aumenta-se a diurese, o que será excelente nesse período.
- **Linfoderm.** Método que utiliza um aparelho computadorizado que realiza movimentos programados. A paciente veste um macacão que é inflado de ar por meio do controle da máquina que determina a intensidade da compressão, ativando toda a circulação, sendo os movimentos intensificados nas regiões mais necessitadas. Os braços também podem ser trabalhados em caso de celulite e gordura localizada nessa região.

- **Endermologia.** A endermologia com *laser* atua no tratamento da gordura localizada e da celulite, por meio de um sistema de rolamento por sucção. A paciente veste um macacão apropriado feito de náilon para melhorar o deslizamento do aparelho. Deve ser realizada duas vezes por semana e é contraindicada para gestantes, pessoas com varizes e câncer.
- **Ultrassom 3 MHz.** Esse tratamento é geralmente associado à intradermoterapia, às drenagens com dermotonia ou manuais, além de outras técnicas. O aparelho tem por objetivo "quebrar" em pequenas partículas as células de gordura chamadas adipócitos.
- **Manthus.** Atua de forma efetiva no tratamento da gordura localizada e da celulite graus I, II e III. O segredo desse tratamento está na combinação do efeito do ultrassom tripolar, que quebra as células de gordura, com o estímulo da corrente polarizada, que faz o princípio da iontoforese, uma espécie de intradermoterapia sem agulha, fazendo com que as células de gorduras fragmentadas em partículas menores sejam absorvidas e drenadas pelo sistema linfático.
- **Eletroestimulação.** Como o próprio nome já diz, essa técnica estimula, por meio de uma corrente farádica, grupos musculares específicos que geralmente são mais difíceis de ser trabalhados com exercícios físicos. Essa corrente alternativa provoca intensos movimentos de contração e torção do tecido tratado, atuando assim na tonicidade e na queima de gordura localizada, celulite e flacidez local.

Tratamentos médicos que são fundamentais

- **Intradermoterapia.** Conhecida antigamente como mesoterapia, essa técnica consiste em aplicações para a queima de gordura localizada, celulite e estrias. São aplicadas injeções de medicamentos que dissolvem a gordura, ajudam a ativar a circulação sanguínea local e quebram moléculas gordurosas, que são eliminadas pelo sistema linfático. Essa técnica só pode ser realizada por médicos.

- **Subcisão.** Técnica de preenchimento, utilizada por médicos. Consiste na introdução de uma agulha fina, com uma pequena lâmina de bisturi na ponta, que irá descolar o processo fibrótico local que causa a depressão. É realizada em ambiente ambulatorial, com anestésico local. O número de sessões varia de um a três, de acordo com a depressão local. Geralmente fica hematoma, que deve desaparecer em torno de dez a quinze dias. Essa técnica só pode ser utilizada em graus avançados da celulite.
- **Exercícios e dieta alimentar.** Muito importante para que se possa adquirir o corpo de antes (ver "Gravidez & atividade física").

Como fazer uso dos cremes em casa

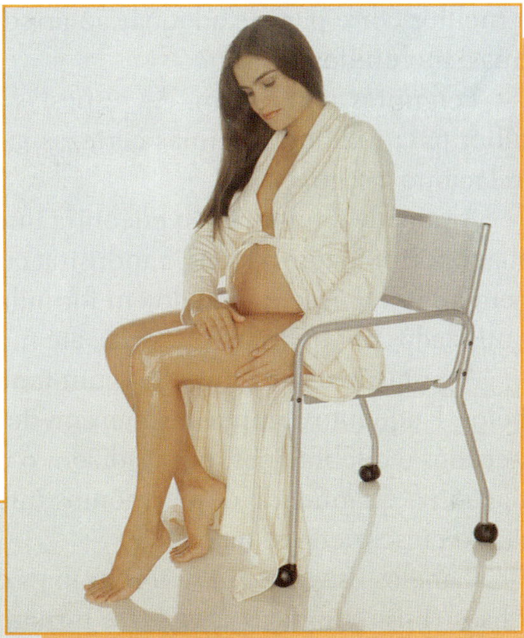

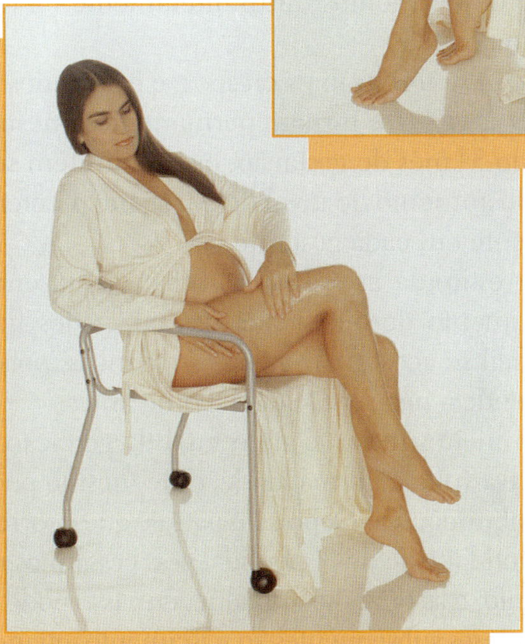

Movimentos circulares,
levemente de baixo para cima,
para ajudar no retorno da linfa.

Cuidando dos cabelos

Posso ou não fazer reflexo nos cabelos? E tingi-los? Qual é o melhor corte para se adequar ao arredondamento de minhas formas, incluindo do rosto?

Perguntas não faltam. As respostas são várias e variam de mulher para mulher. Algumas certezas já estão disponíveis, e eu as relaciono a seguir.

A vaidade feminina não encontra limites. E, visando proporcionar oportunidades a todas, a indústria cosmética e os especialistas em beleza têm se esmerado em formular produtos que possam ser utilizados por quaisquer pessoas, até mesmo as grávidas.

A gestação exerce um efeito um tanto imprevisível sobre os cabelos. Enquanto algumas se queixam de que os fios se tornaram ressecados e quebradiços, outras dizem o oposto. O certo é que a variação na quantidade de hormônios influi diretamente na textura, no crescimento e na queda.

Cabelos lisos podem se tornar mais crespos, e cacheados ficar lisos. Tais mudanças às vezes se tornam permanentes, mesmo após o parto. No final do 3º mês de gestação, os cabelos têm seu crescimento ativado pelo aumento do nível de estrógeno. O efeito desse hormônio é diferente em cada gestante.

Já a progesterona estimula as glândulas sebáceas, fazendo com que ocorra um aumento de oleosidade nas raízes dos fios. Muitas vezes é bem difícil se acostumar a essas mudanças, pois o cabelo, nesse período, tende a não ser tão dócil como antes.

Passados os três primeiros meses e até o final da gestação, a tendência mais comum é a volta à normalidade, e até mesmo pode se constatar uma maior abundância. Depois do parto é que ocorre a queda. Uma grande quantidade de fios é perdida, pois cessam os níveis anormais de hormônio, e as raízes se enfraquecem. Isso pode se estender durante os três meses subsequentes ao nascimento, quando o organismo volta a se habituar a níveis normais de hormônio.

Apesar de a reposição ser lenta, com a ingestão de proteínas e vitaminas, assim como a utilização de bons produtos de tratamento (o mercado oferece uma grande quantidade deles), não haverá motivo para se preocupar. Peça orientação ao seu cabeleireiro e procure usar produtos formulados com componentes naturais e ricos em queratina (substância de que é composto o fio de cabelo).

Quanto aos processos químicos, procure realizá-los após o 3º mês. Embora não exista comprovação científica de que tinturas, ondulações e processos químicos afetem o bebê, a maioria dos produtos utilizados contêm amônia, que, além de possuir um odor forte, pode causar-lhe mal-estar. E vale lembrar que a amônia é absorvida em pequena quantidade pelo couro cabeludo. Opte por tinturas que não utilizem essa substância, ou utilize reflexos e luzes que não atinjam o couro cabeludo. Como alternativa existe a hena, que pode dar uma tonalidade e um brilho especiais.

E quanto à restrição a molhar os cabelos, trata-se de mais uma lenda. Não há nenhuma contraindicação quanto à constância em se lavar os cabelos diariamente. A única ressalva fica por conta da escovação: abstenha-se de escová-los muito. Isso provoca aumento de oleosidade e eletricidade estática, o que dará uma aparência pesada e eriçada aos fios.

Make-up: dando uma força à beleza

A maquiagem é uma das mais antigas formas de expressão da civilização. Afrescos em pinturas rupestres pré-históricas já mostravam que o homem buscava melhorar sua imagem com o auxílio de pigmentos extraídos de plantas. Civilizações antigas, tanto homens como mulheres, faziam uso da maquiagem como forma de melhorar o aspecto do corpo ou mesmo acentuar traços marcantes. Os egípcios foram mestres em maquiar os olhos. Acreditavam que isso os aproximava dos deuses que cultuavam.

Portanto, fazer uso da maquiagem para corrigir ou acentuar traços que deseja maximizar é mais do que somente dar uma *retocada no visual*; trata-se de proporcionar a si mesma a oportunidade de sentir-se bem consigo.

E a primeira regra a assimilar é que a maquiagem deve se adequar com seu estado de espírito. Não há nada pior do que tentar esconder-se por detrás de uma máscara. Seja você mesma e assuma que nem todos os dias podemos estar bem e que merecemos o direito de dar uma retocada no visual.

Antes de abrir sua *nécessaire* e começar a aplicar todo tipo de cosmético, o primeiro passo é *preparar o terreno*: como o de uma casa que será erguida, a pele do rosto precisa estar totalmente limpa. Para tanto, é fundamental realizar uma criteriosa limpeza do rosto com um sabonete adequado ao seu tipo de pele. A seguir, use um bom hidratante hipoalergênico que contenha fator de proteção contra os raios UVA do sol (mesmo que não vá se expor aos encantos do astro-rei, saiba que as lâmpadas domésticas também emitem raios nocivos à pele). Somente depois de assim proceder, prossiga com o restante dos cosméticos.

Palidez

Durante os primeiros meses de gravidez, a palidez é uma constante. Os enjoos se refletem diretamente no rosto. Por isso, dê uma forcinha à aparência e recorra ao maravilhoso mundo do *make-up*! A palidez pode ser disfarçada com a aplicação de base líquida. Escolha uma cor bem semelhante à sua, aplicando uma pequena quantidade nas costas da mão com a esponja. Depois espalhe bem com a ponta dos dedos. Se desaparecer, é porque é o tom certo para você. Escolha também uma outra, num tom um pouco acima da primeira. Em locais que precisam ser *iluminados*, como bochechas e testa, pincele pequenos pontos, após a aplicação da outra base, uniformemente por todo o rosto. Depois espalhe bem no sentido do centro para as laterais, usando os polegares. Pronto! O resultado é uma pele viçosa e fresca, totalmente natural.

Cloasmas e manchas em geral

Se surgirem cloasmas (manchas escuras), o melhor é que se peça ajuda a um profissional para escolher a segunda base, que dessa vez deverá ser o oposto, ou seja, um tom abaixo da primeira. A sequência também se alterará. A mais clara antes da que tem o seu tom de pele. Com a base clara você irá recobrir a mancha — dependendo da tonalidade desta, pode ser necessário aplicar mais de uma camada. Feito isso, cubra o rosto uniformemente com a outra base. Apesar de o resultado não ser tão bom quanto o outro, esse truque disfarçará o cloasma de forma bem satisfatória.

Alergias

É comum ocorrerem reações alérgicas em grávidas, principalmente no rosto. Por isso, procure utilizar produtos hipoalergênicos e que tenham fator de proteção solar. Se mesmo assim ocorrer alguma reação, busque orientação na própria empresa. Todas as grandes indústrias cosméticas possuem telefone de Serviço de Atendimento ao Consumidor (SAC), que soluciona quaisquer dúvidas. Muitas até, em caso de reação alérgica, oferecem serviços de um dermatologista para orientar o tratamento.

Mas caso você note qualquer reação alérgica pare imediatamente de usar qualquer cosmético e consulte um dermatologista para orientá-la sobre os produtos mais indicados para o seu caso.

Outro ponto importante: saiba que muitas vezes a alergia pode ser causada pela higiene incorreta da pele. Usar base, pó ou corretivo sem que seja feita a limpeza e hidratação pode levar ao desenvolvimento de uma reação alérgica. Por isso, o *preparo do terreno* é fundamental.

Rubor nas faces e oleosidade

Assim como a palidez, o rubor nas faces é comum em grávidas por causa da grande quantidade de sangue circulante. Mas, ao contrário da palidez, o rubor causa boa impressão às pessoas. Por isso, não há necessidade de utilizar cosméticos para disfarçá-lo.

Ao contrário, o excesso de oleosidade – que pode surgir em conjunto com o rubor – é algo que necessita de retoque. Um rosto brilhante muitas vezes pode passar a imagem de desleixo, o que não é um aspecto positivo. Portanto, se esse for o seu caso, a solução é simples: esteja sempre munida de um estojinho contendo lenços umedecidos – não daqueles usados para a higiene dos bebês, mas daqueles próprios para limpar a pele. Logo após retirar o excesso de maquiagem, use novamente um hidratante (nesse caso, o recomendável é que use um gel do tipo *oil-free*) e passe uma leve camada de pó compacto.

Se proceder dessa forma, você verá como o aspecto geral de seu rosto se iluminará, sem o incômodo do brilho, sobressaindo-se somente seu aspecto radiante de futura mamãe!

Olheiras

O mercado está repleto de produtos para corrigir as olheiras. São tantos que é até difícil saber qual escolher. Portanto, peça ajuda a uma amiga, ou à sua esteticista, ou ao dermatologista, caso nunca os tenha usado.

Por causa da falta de sono as olheiras podem aparecer, e seu aspecto pode ser melhorado também com o uso de compressas frias de soro fisiológico. Caso não disponha de tempo e tenha de comparecer a uma reunião importante, faça uso de uma camada dupla de base (certifique-se de que o aspecto tenha ficado uniforme, pois não há nada mais estranho do que ter, no lugar de uma olheira, uma faixa mais clara de pele sob os olhos). Um pouco de pó sobre tudo isso dará o acabamento perfeito. Mas não se esqueça de *preparar bem o terreno*. Não há pressa que justifique o fato de deixar a pele sem proteção.

Mas o principal é não esquecer a primeira regra: seja você, esteja onde estiver, orgulhando-se do seu estado e confiante de que tem o poder de gerar e dar a vida! Esse dom deve ser sua maior fonte de autoestima.

Melhores posições para dormir

Minha recomendação é que você usufrua bastante dos meses iniciais e os utilize para treinar-se para os demais que estão por vir. O treinamento consiste em deitar-se na posição lateral e colocar um travesseiro para apoiar a perna que está por cima. Essa não somente é uma ótima posição – bastante confortável – para dormir, mas também a mais recomendada pelos médicos. Após o 4º mês tem início o período em que dormir começa a ser um exercício de concentração e relaxamento. Por isso, aproveite o 1º trimestre para ir se adaptando à nova situação.

Posições preferidas, mas não recomendadas:

- **De barriga para baixo.** Ao crescer, o abdome se tornará difícil de acomodar e causará incômodo.
- **De costas.** O peso do útero ficará sobre a veia cava inferior (responsável pelo retorno venoso do sangue circulante para o coração), o intestino – fazendo aumentar os problemas com hemorroidas – e a coluna.

Melhor posição

De lado, de preferência voltada para o lado esquerdo. Essa posição melhora o fluxo sanguíneo e de nutrientes para a placenta, além de estimular a função renal, melhorando a eliminação de líquidos, ajudando a diminuir os inchaços dos membros inferiores e das mãos.

Sugestões

- Comece a acostumar-se a dormir de lado.
- Ponha um travesseiro extra entre as pernas, o que lhe proporcionará uma sensível melhora do equilíbrio.
- A barriga aumentou? Use mais travesseiros ou uma almofada maior.
- Como apoio para a cabeça, procure evitar travesseiros muito altos.
- No final da gestação, quase toda posição parece incômoda, sobretudo no verão, e a mamãe se vê obrigada a dormir quase sentada. Além da dificuldade respiratória

causada pela compressão do abdome, podem ocorrer ainda edemas nas mucosas nasais.

- Nunca vá para a cama imediatamente após se alimentar. Isso dificulta a digestão, provocando a formação de gases e o refluxo gastroesofágico (líquido azedo que sobe até a boca), muito comum na gestação.
- Opte por refeições leves.
- Procure uma leitura ou uma música tranquila.
- Eleve os membros inferiores por um período de pelo menos quarenta minutos, com os pés a um nível pouco mais alto que a cabeça (aproveite esse momento e relaxe pensando em seu bebê).

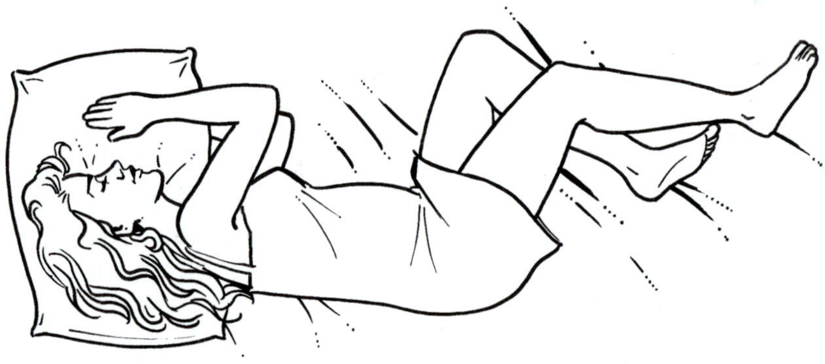

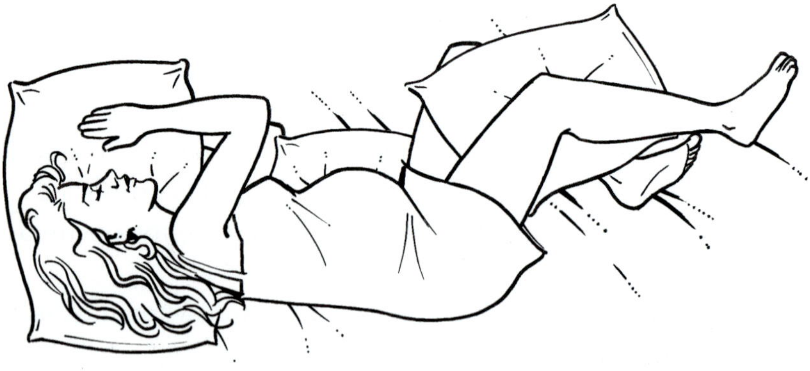

Acessórios úteis

Gestação, moda e você

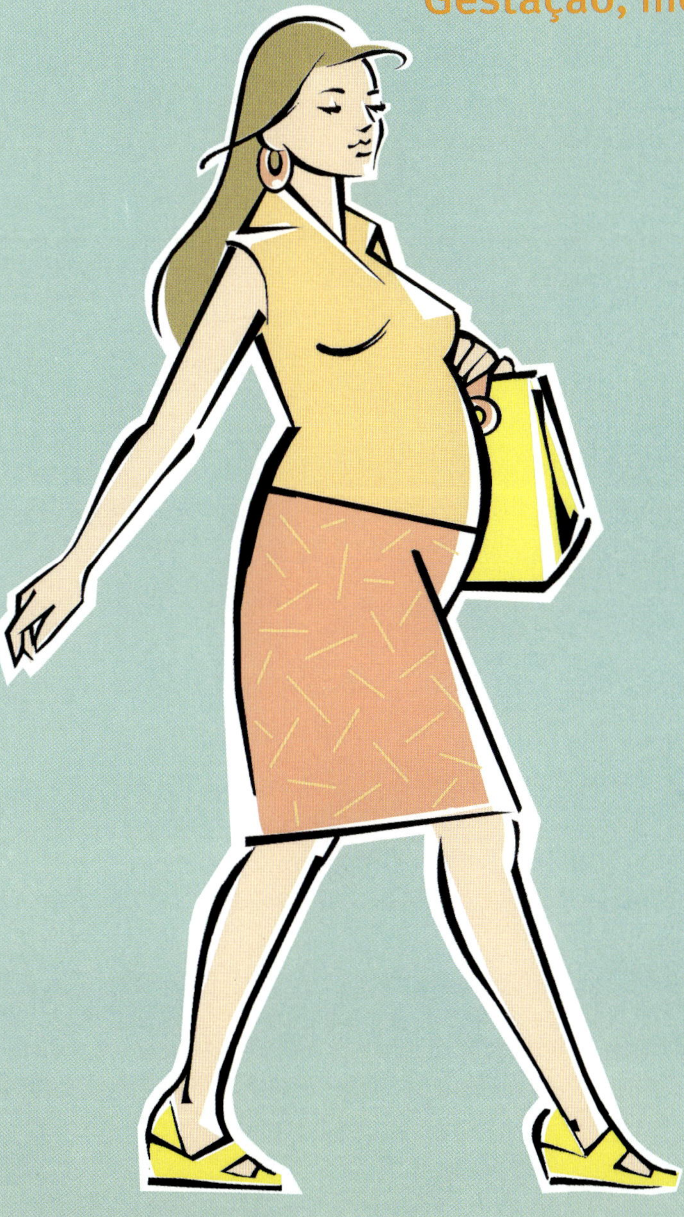

Assim como aconteceu comigo logo na confirmação da gravidez, mesmo sem nenhuma evidência de aumento do abdome, a maior parte das mulheres quer dizer ao mundo que está gerando um bebê. O *seu* bebê.

Na verdade, assim que desconfiei, passei a usar roupas que de alguma forma realçassem a minha barriga. Entrei numa loja e comprei algumas peças que me oferecessem conforto para os primeiros meses. Quando tive a tão ansiada confirmação, voltei às lojas e comecei uma verdadeira peregrinação à procura de trajes adequados bem bonitos e que combinassem com meu estilo – isso é importante, pois o estilo de cada uma é aquele que combina com o ritmo de vida, o qual, mesmo que esteja sendo alterado pelo novo estado, mantém-se intacto. Foi quando esbarrei com as primeiras dificuldades com o vestuário. As opções nesse segmento são poucas e dispendiosas, o que me remeteu a outro problema: por que eu gastaria tanto dinheiro em roupas que só usaria depois do 4º ou 5º mês de gravidez? Nesse instante decidi que focaria minhas compras nos itens essenciais, confortáveis e de ótima qualidade, pois isso me garantiria um guarda-roupa duradouro até final da gestação.

A escolha de malhas e tecidos naturais também foi outra boa pedida. Tecidos como sarja e jeans devem ser evitados, pois são desconfortáveis, limitam os movimentos e até podem prejudicar a gravidez. Graças à tecnologia, hoje existe uma grande quantidade de opções em tecidos sintéticos (tecidos inteligentes), disponíveis para a confecção de todo o tipo de roupa, que facilitam a transpiração, são de secagem rápida e toque muito macio, e também foram desenvolvidos para dar praticidade à nossa vida.

Peças-chave são fundamentais para a elaboração dos novos visuais. A lista que preparei foi baseada na minha rotina e no que eu precisaria para não sentir falta de um tubinho preto na ocasião de um jantar, por exemplo. Então, comecei adquirindo duas calças *legging* (calças justas em malha), uma saia curta de malha, um tubinho preto com comprimento até o joelho e outro longo, ambos também em malha, uma camisa em tricoline branca que comprei em uma loja de tamanhos grandes, e uma infinidade de malhas em linha, além de túnicas de várias cores.

Outra dica é que, ao longo desse período, conforme meu corpo se modificava, várias outras transformações também foram acontecendo em peças do meu vestuário. Consegui uma costureira maravilhosa que ajustou algumas de minhas roupas favoritas para que eu pudesse continuar a usá-las; e não parei por aí. Certa vez entrei em uma loja de roupas masculinas para comprar um presente e me encantei com um *blazer*. Não tive dúvidas: trouxe para mim o tamanho GG e adaptei-o para minha nova situação. O resultado ficou ótimo, e me custou menos do que se o tivesse comprado numa loja para gestantes; sem contar que parecia ter sido feito sob medida.

Aprendi que o mais importante é não se deixar levar por vendedoras que querem *empurrar* um estilo padronizado – a *moda gestante* –, que, na minha opinião, não combina com todo mundo. Se eu odiava determinado tecido, não seria dali em diante que passaria a gostar, só por estar grávida. Portanto, mantenha-se firme e não mude seu jeito de se vestir. Ele é a forma com a qual você se comunica com o mundo. Pense somente que, se está dando certo até agora, para que mudar?

A gestação provoca uma crise na autoimagem, e a solução não é jogar tudo fora e começar de novo, mas sim fazer pequenos ajustes no sentido de preservar sua essência.

Para continuar sendo eu mesma e manter meu estilo, entendi que o segredo seria fazer compras inteligentes, sem euforia, sabendo que é difícil usar o racional e não o emocional nesse momento. Essa é a regra básica no manual de sobrevivência e estilo de uma gestante.

E aí vão outras dicas e truques que aprendi com minha experiência (e a de muitas outras gestantes).

Estampas

Evite-as, mas, caso seja inevitável por elas já fazerem parte de sua personalidade, opte pelas estampas com motivos florais ou geométricos miúdos, pois os desenhos grandes ampliam a silhueta, e se você já estiver gordinha vai parecer imensa.

As mamães mais altas são favorecidas pelo uso de listras verticais, que alongam a silhueta, porém há restrições às listras horizontais, que também "engordam".

Vestidos

Use e abuse dos vestidos; no verão eles são ótimos em qualquer ocasião, e há à disposição uma grande variedade de modelos. No entanto, evite aqueles complicados, com muitos laços, vários botões e zíperes. Tanto faz se for de malha ou não, mas dê preferência a fibras naturais e tecidos leves.

Calças compridas

As calças compridas devem ser de ajuste na cintura. Aquelas que se amarram com cordão (tipo pijama) são as mais encontradas, mas também podem ter regulagem lateral – com botões ou velcro. Quando for comprar uma calça, tenha em mente que as constantes idas e vindas ao banheiro podem irritar até a mais calma e tranquila das gestantes.

As calças de elástico na cintura são, sem dúvida, a melhor opção. Contudo, como não se adaptam a qualquer ocasião, tente dosar seu uso para não parecer desleixo com a aparência.

Batas

São muito confortáveis, ótimas para serem usadas com aquela calça *legging* ou a saia curta de malha. Essas peças modelam a silhueta da gestante, deixando claro o seu estado (motivo de orgulho para ela). Escolha modelos que realcem também os seios.

Sutiãs

A recomendação para que sejam utilizadas peças que proporcionem boa sustentação não se restringe às gestantes, mas a todas as mulheres (afinal, a atração gravitacional exerce a mesma força, para baixo, em todas as fases da vida). Entretanto as grávidas devem ter um cuidado redobrado.

Portanto, compre sutiãs que não comprimam os seios e proporcionem conforto ao transpirar. A diminuição da proporção seio/abdome pode não ser agradável para a maioria das mulheres, que talvez sinta sua sensualidade reduzida, gerando baixa autoestima e fantasias de rejeição. São recomendados sutiãs estruturados para levantar, empinar e desviar um pouco da atenção da barriga.

A partir do momento em que os seios começam a aumentar de tamanho, em torno da 6ª e 8ª semana, um bom sutiã de faixa larga sob as taças, alças reforçadas e fecho com várias opções de ajuste se torna o ideal. Os sutiãs próprios para a amamentação poderão ser adquiridos no período final da gestação.

Calcinhas

As calcinhas são um problema na gravidez. Os fabricantes de lingerie ainda não tomaram consciência de que, no início da gestação, o quadril se torna mais largo e o elástico da cintura fica apertado, tornando-se incômodo. A partir daí surgem aquelas horríveis adaptações, do tipo cortar 2 cm a 3 cm das laterais daquela calcinha linda que você comprou há poucos dias e que já não lhe serve mais. Essa, infelizmente, é uma realidade com a qual você terá de conviver. Mesmo fazendo uso de toda a criatividade, eu não consegui resolver essa questão.

O uso de calcinha tipo bermuda, própria para grávidas, com reforço na parte da frente que acomode o ventre, lhe dará maior segurança para caminhar, ficar em pé, sentar-se etc. Prefira tecidos como algodão, que evita alergias, não esquenta e absorve o suor. Evite rendas, que irritam a pele e causam desconforto.

Camisetas

As camisetas – as famosas *T-shirts*, que são amplas e dão conforto a qualquer momento do dia – só devem ser usadas no ambiente doméstico. Escolha sua camiseta pela qualidade da malha. Uma dica: nos Estados Unidos já existe *T-shirt* para gestante, com modelagem um pouco evasê, deixando a barriga bem acomodada.

Meias e sapatos

As meias-calças elásticas só serão viáveis se o final de sua gestação não coincidir com o verão. Ressalva: se você tiver uma forte tendência à formação de varizes, elas se tornam obrigatórias. Se esse for o seu caso, não vacile. Use-as independente do calor, pois o desconforto será regiamente recompensado mais tarde, com a constatação de que suas pernas se mantiveram bonitas e saudáveis. Hoje existem meias elásticas coloridas, brancas, pretas, e com toda uma gama de tons de pele.

Segundo os especialistas, sapatos de salto alto são prejudiciais à saúde das pernas e da coluna. Entretanto, o salto de 2 cm é considerado ideal para a postura humana, pois deixa a coluna em uma posição confortável, não cansa as pernas e não prejudica a circulação. Todos os calçados a serem usados durante a gravidez devem ser extremamente confortáveis; nada de usar sandálias e sapatos apertados, de bico fino ou cano alto. Opte por sandálias abertas e com fechamento de velcro, além de *keds* e outros calçados baixos e de materiais flexíveis.

Cuidados especiais devem ser tomados com o solado. Prefira os emborrachados, que não deslizam; assim você estará se prevenindo contra possíveis escorregões, que podem prejudicar seu estado gestacional. Tenha sempre em mente que o centro de massa de seu corpo está deslocado, por isso você, obrigatoriamente, terá de fazer uso de uma base de sustentação maior e mais estável para não se desequilibrar e cair. Lembre: quedas são riscos imensos que devem ser evitados a todo custo.

Por fim, não se apavore ao constatar que seu número aumentou. É muito natural, pois os pés incham a cada dia. Por esse motivo, não exagere nas compras – após o parto esses sapatos não lhe servirão mais.

Maiôs e biquínis

Todos estão liberados: os maiôs para as mais tímidas e os microbiquínis para as mais ousadas. Quanto aos biquínis, os mais confortáveis são os do tipo *cortininha*, que você poderá continuar usando depois.

A escolha pelo maiô ou biquíni é pessoal, mas não posso deixar de dizer que, se você estiver se sentindo bem com seu corpo, não se prive de usar um biquíni. Ele lhe proporcionará um bronzeado uniforme, além de permitir-lhe compartilhar a beleza de sua gestação com as outras pessoas, que na certa a estarão admirando na praia. Afinal, já foi o tempo em que as mulheres escondiam a barriga por estarem grávidas.

IMPORTANTE: em caso de dúvida, peça ajuda a uma irmã, amiga ou até mesmo à sua mãe. Por amarem você, elas poderão lhe dar bons conselhos.

Lembre-se sempre de que o mundo pode ser mais acolhedor quando se está grávida, e é importante para você aprender a dar e receber carinho para poder passar depois para o seu bebê.

Chá de bebê

O chá de bebê é um dos momentos mais prazerosos da gestação, pois é a oportunidade de nos reunirmos com amigas e conversar sobre o bebê.

Esse é um evento cujo objetivo vai muito além de angariar itens importantes para o enxoval. Trata-se de uma ocasião para festejar a chegada desse filho tão aguardado.

O chá de bebê pode ser feito por volta do 7º mês, num local confortável onde você e suas convidadas possam se sentir à vontade. Se puder ser espaçoso – um salão de festas, de preferência, ou uma casa bem grande –, melhor ainda. A você caberá providenciar os convites, que conterão os dados principais e o acessório que irá completar seu enxoval. O convite pode também ser feito pelo telefone, mas com antecedência suficiente (uns dez dias antes) para que as amigas possam se organizar e comparecer.

Hoje em dia é comum realizar esse evento em conjunto com o companheiro e os amigos dele. Portanto, se você se decidir por essa modalidade, prepare-se para uma grande festa!

Mas não tente fazer tudo sozinha. Delegue a alguém a tarefa de cuidar dos convites (uma amiga, prima ou irmã). Se for pedir aos convidados que cada um traga um prato ou uma bebida – o que é bastante comum –, sugira nos convites pratos fáceis de preparar, como pastéis, torradinhas, salgados, batatinhas, entre outros. Se precisar de sugestões quanto aos melhores salgadinhos e às bebidas a oferecer, peça-as a quem entende – sua mãe, por exemplo. E não se esqueça dos doces (bolos, tortas, sorvetes).

Não se esqueça também de providenciar música (CDs diversos) para garantir a animação; e bom divertimento!

Algumas ideias de presentes:

- bebê conforto;
- cabides;
- porta-retrato;
- bichinhos e bonecos decorativos;

- cesta para guardar objetos de toalete;
- cesta para roupinhas usadas;
- tesourinha de unhas com pontas arredondadas;
- fraldas de pano e descartáveis;
- porta-fraldas;
- termômetro;
- banheira;
- moisés;
- potes para guardar cotonetes;
- estojo com produtos de higiene (neutros);
- conjunto de escova e pentes;
- conjunto de mamadeiras;
- carrinho.

Enxoval básico do bebê: e agora, menino ou menina?

Apesar da imensa alegria que lhe daria comprar *toda* a loja de roupas infantis, controle seu ímpeto e esforce-se em manter a concentração nas peças essenciais. Isso porque, como ainda se ignoram as medidas da criança e até mesmo o sexo, o melhor mesmo é se conter e ter paciência para não acabar gastando com coisas que o bebê não irá usar.

Em relação a cores, prefira tons neutros, como branco, amarelo, verde e azul. Isso mesmo! O azul é usado por meninos e meninas; o que vai diferenciar é o modelo.

Evite os tecidos sintéticos, que podem arranhar a pele sensível do recém-nascido. O melhor para esses pequenininhos são o algodão, a linha e, no inverno, a lã. Quanto ao modelo, dê preferência a roupas com golas largas e fechos de pressão ou velcro (botões são contraindicados, pois podem se soltar e ir parar na boca do bebê). Macacões com abertura nos fundos são práticos na hora de trocar a fralda. Além da roupa do bebê, o enxoval compreende a roupa de berço, o material de banho e alimentação, e acessórios.

Uma boa dica é começar a comprar fraldas descartáveis durante a gravidez, escolhendo uma marca conceituada e variando os tamanhos de RN (recém-nascido), P e M.

Também tenha cuidado para não ficar encantada com os modelinhos de tamanhos RN, que logo serão perdidos e guardados nas gavetas. Compre alguns com tamanhos P e M, que serão mais bem aproveitados.

Segue a lista arduamente garimpada e lapidada tanto por minha experiência quanto pela de outras mulheres consultadas:

Para o bebê:

- 5 dúzias de fraldas de tecido;
- 10 pacotes de fraldas descartáveis;
- 8 fraldas de boca;
- 6 conjuntos de pagão (formados de camiseta, casaquinho e calça);
- 4 camisetas;
- 6 macacões compridos;
- 6 macacões curtos;
- 2 casaquinhos de lã ou linha;
- 4 pares de sapatinhos;
- 6 pares de meia;
- 2 toucas;
- 3 pares de luvas;
- 6 babadores.

OBSERVAÇÃO: nada disso deve ser muito pequeno. Evite comprar muitos itens para recém-nascidos, pois em questão de semanas eles crescem muito e perdem tudo!

Para o berço:

- 4 jogos de lençóis;
- 2 lençóis avulsos;

- 4 fronhas;
- 2 cobertores;
- 1 edredon;
- 1 protetor de colchão;
- 1 par de protetores de berço.

Para o banho:

- sabonete neutro;
- xampu;
- saboneteira;
- óleo de limpeza;
- loção cremosa;
- lavanda;
- talco;
- cotonetes;
- algodão;
- creme contra assadura;
- lenços umedecidos;
- pente e escova;
- 3 toalhas com capuz;
- 2 toalhas sem capuz;
- 3 toalhas fralda;
- termômetro para banho.

Para a alimentação, após o período de mamada no seio e em alguns casos em que a mamãe precise acondicionar o leite materno em mamadeiras:

- 2 mamadeiras de 240 ml;
- 2 mamadeiras de 150 ml;
- 1 mamadeira de 80 ml;
- 1 escova dupla ação;
- funil;
- coador;

- esterilizador de mamadeira;
- chupetas;
- 2 prendedores de chupetas;
- conjunto para refeição;
- prato térmico;
- mordedor chaveiro;
- protetor de seio;
- massageador;
- tira-leite;
- pinça.

Acessórios:

- cadeirão;
- bebê-conforto;
- carrinho de passeio;
- guarda-sol;
- cadeira para automóvel;
- sacola para passeio;
- moisés.

Para levar à maternidade: Chegou a hora. E agora?!

É provável que a futura mamãe já esteja com tudo pronto com um mês de antecedência. E é ainda mais comum que a gestante abarrote uma enorme mala de viagem com coisas absolutamente desnecessárias. Evite o estresse de ter de arrumar tudo aquilo no pequeno guarda-roupa do hospital, e tente ser o mais prática possível.

A seguir veja uma lista básica de itens importantes. A bagagem que levará para a maternidade é um detalhe importante, pois não deve ser muito grande e precisa conter artigos fundamentais para seu conforto e o do bebê. Antes de fazer as malas – em minha opinião, o ideal é fazer uma separada para o bebê –, verifique se a maternidade fornece artigos para o bebê, como fraldas e mantas.

Para a mamãe:

- meias quentes;
- máquina fotográfica;
- 2 pijamas ou camisolas (ambos de abotoar na frente, para o caso de ter se decidido pela amamentação);
- absorventes higiênicos grossos (geralmente fornecidos pela maternidade);
- cremes hidratantes para as mãos e para o rosto;
- escova de dentes e de cabelo;
- calcinhas de algodão;
- sutiãs para amamentação;
- protetores absorventes para seios;
- chinelos;
- 4 calcinhas confortáveis e de sustentação firme;
- roupa para quando sair do hospital (o volume dos seios deverá aumentar muito com a chegada do leite, por isso o ideal será uma roupa folgada);
- celular (para avisar todo mundo, caso o apartamento não tenha telefone).

Para o bebê:

- meias quentes;
- 4 conjuntos de roupa;
- 4 camisetas;
- 4 macacões;
- 1 xale;
- 1 touca (se estiver no inverno, reforce com luvinhas também);
- 1 manta ou saco de dormir;
- fraldas descartáveis (geralmente fornecidas pela maternidade);
- lenços umedecidos.

Pontos a ponderar

Esclarecendo dúvidas

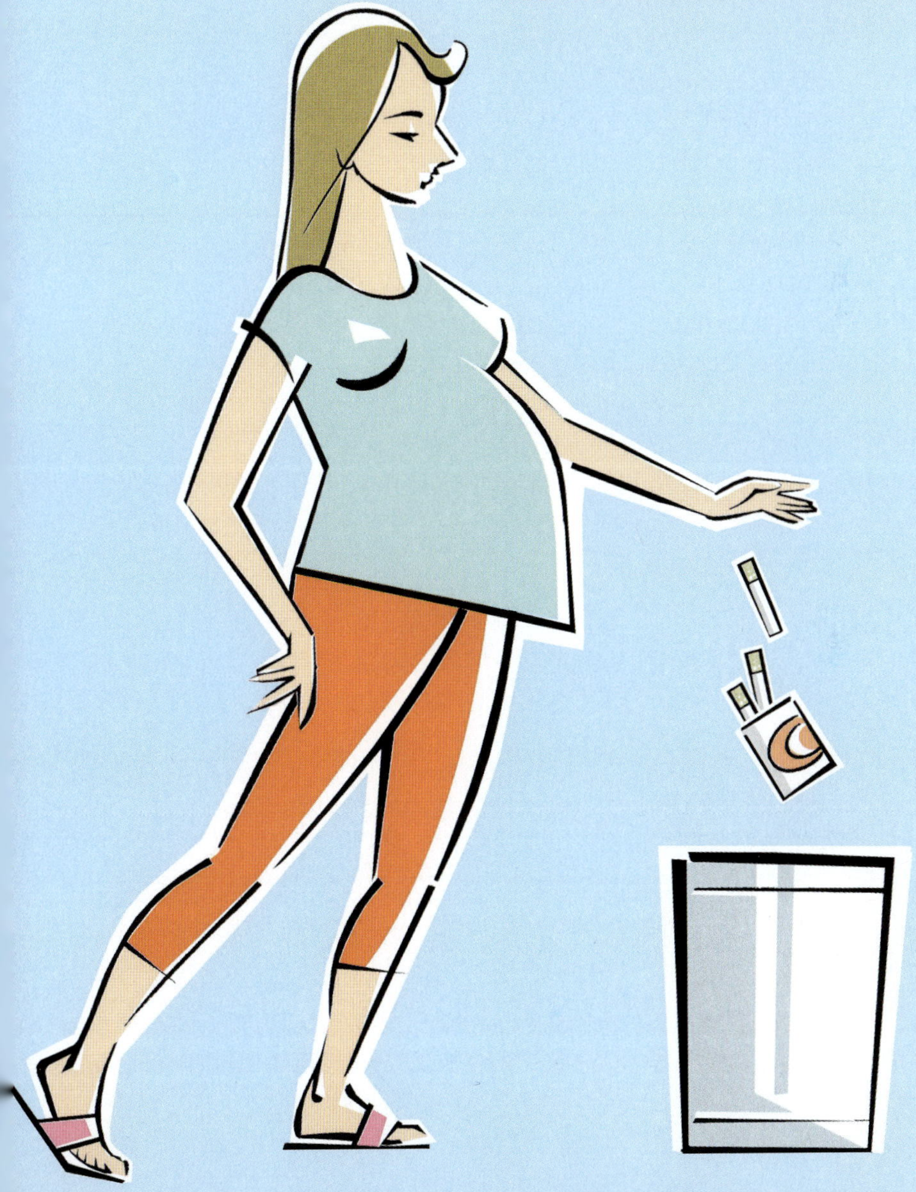

Cigarro: não é possível deixar isso para depois?

Este é um capítulo à parte, dirigido somente a uma parcela das mulheres, mas que precisa ser registrado.

Falando sério, o que toda futura mãe deve buscar é fazer de tudo para não se arrepender depois. Muitas fumantes decidem parar de fumar assim que constatam a gravidez. Se é difícil? Claro! Eu diria que deve ser realmente dificílimo, mas o ideal é centrar o foco no objetivo principal – seu bebê –, e então você irá conseguir.

Todos os alertas sobre os riscos que o fumo traz ao feto são reais. No entanto o que mantém uma mulher firme na decisão é imaginar seu filho, em sua barriga, sendo obrigado (visto que ele não tem escolha), diária e continuamente, a ingerir as toxinas do cigarro.

Mais do que ler sobre as consequências do cigarro ao bebê, cada gestante deve assumir que se trata de um ser que está sob sua responsabilidade e que cabe a ela cuidar para que ele receba o melhor.

Agora, vamos ao que a medicina nos diz sobre o hábito de fumar durante a gestação.

Além de trazer sérios riscos para a saúde da mamãe e do bebê, fumar pode levar à ocorrência de aborto espontâneo, nascimento prematuro, bebês com baixo peso ao nascer e morte fetal. Em comparação às não fumantes, estudos indicam que a gestante que fuma apresenta mais complicações durante o parto e tem o dobro de chances de dar à luz um bebê com baixo peso e menor comprimento. Tais complicações são atribuídas ao monóxido de carbono e à nicotina, que, após a absorção pelo organismo materno, são passadas ao feto.

O que um cigarro pode causar ao seu bebê:

- Um único cigarro fumado por uma gestante é capaz de acelerar, em poucos minutos, os batimentos cardíacos do feto, em razão do efeito da nicotina sobre o aparelho cardiovascular. Assim fica fácil imaginar a extensão dos danos causados a ele pelo uso regular do cigarro pela gestante.
- Quando a gestante não fuma, mas é obrigada a conviver em ambiente poluído pela fumaça do cigarro, seu organismo absorve as substâncias tóxicas, que passam para o feto por via sanguínea.
- Durante a amamentação, a nicotina passa pelo leite e é absorvida pela criança. São vários os registros sobre intoxicação provocada pela nicotina existente no leite materno (agitação, vômitos, diarreia e taquicardia). Isso em geral ocorre em filhos de mãe fumantes de vinte ou mais cigarros por dia. Em recém-nascidos de mães que fumam de quarenta a sessenta cigarros por dia, observaram-se acidentes mais graves, como cianose, palidez, taquicardia e crises de parada respiratória logo após a mamada.

Outros estudos demonstram que crianças de 7 anos, filhos de mãe que fumam dez ou mais cigarros por dia, apresentam atraso no aprendizado (sempre quando comparadas a crianças que não possuem o mesmo histórico). Chegou-se a observar atraso de três meses para habilidade geral, quatro meses para leitura e cinco meses para matemática.

Há também uma maior prevalência de problemas respiratórios (bronquite, pneumonia, bronquiolite)[2].

Potanto, tente parar de fumar antes da gestação. Assim,

- você terá uma saúde melhor durante todos os nove meses;
- ficará menos ansiosa ao ter de resistir ao cigarro;
- evitará complicações durante a gravidez e no momento do parto;
- terá mais energia para realizar caminhadas e outras atividades físicas;
- tendo parado de fumar antes da gestação, você estará tranquila, com seu peso equilibrado, o que evitará o aumento excessivo na gestação.

Bebidas alcoólicas

Logo que se confirma uma gestação, muitas mulheres se perguntam: "Será que aqueles drinques ingeridos sem que eu soubesse que estava grávida podem ter prejudicado meu bebê?". Essa é uma das perguntas frequentes nos consultórios médicos.

Não existe comprovação – nem positiva, nem negativa – de que os drinques ocasionais do início da gestação possam causar prejuízo ao embrião em formação. Porém uma pesquisa recente demonstrou que mulheres que ingeriram grande quantidade de álcool duas ou três vezes no início da gestação têm probabilidade de darem à luz filhos portadores de anomalias ou retardo do crescimento. Nos Estados Unidos é muito frequente a ocorrência de problemas oriundos do uso de álcool na gravidez. Por esse motivo foi criado um programa específico, visando orientar as gestantes que se recusam a renunciar ao hábito.

---

2. Fonte: *Jornal do Paraná,* informe do Ministério da Saúde sobre os riscos do cigarro na gestação.

Entendendo melhor

Cada drinque e cada chope que a gestante ingere é dividido com o bebê. Como o feto demora duas vezes mais tempo que a mãe para eliminar o álcool do organismo, ele poderá já estar embriagado quando a mãe apenas começa a sentir-se alegre.

A ingestão pesada de álcool define-se pelo uso de cinco doses de bebida destilada por dia ou cinco a seis copos de vinho ou cerveja. O hábito diário de doses elevadas, além de problemas obstétricos, poderá desenvolver o que se denomina síndrome alcoólica fetal (SAF). Essa síndrome faz com que o bebê nasça pequeno para a idade gestacional, em geral com deficiência mental, com múltiplas deformidades (sobretudo da cabeça e do rosto, dos membros, do coração e do sistema nervoso central). Causa ainda um elevado índice de mortalidade neonatal. No decorrer da vida, os portadores da síndrome apresentam dificuldade de aprendizado.

Somente manter o hábito ocasional também pode resultar em problemas obstétricos, aborto espontâneo, prematuridade, baixo peso e complicações durante o parto. Muitas mulheres bebem um pouco durante a gravidez (uma taça de vinho diária), e conseguem dar à luz bebês saudáveis. Entretanto não há garantia de que essa seja uma conduta saudável. O mal que a dose diária de álcool pode causar durante a gravidez, se é que existe, não é conhecido.

Pelo que se sabe sobre a ingestão de álcool no decorrer dessa fase, o ideal é que seja suspensa até o final da gestação. Para algumas mulheres isso é extremamente fácil, por já não terem o hábito de beber ou por enjoarem só de sentir o cheiro de qualquer bebida. Contudo para uma parcela significativa, que toma uma taça de vinho para relaxar no final do dia, a tarefa deve ser bem mais dura de ser realizada. Essas gestantes, para o bem de seus bebês, devem procurar outra forma de relaxamento durante a gravidez.

Mudando de hábitos

- Procure adquirir novos hábitos e *hobbies*.
- Siga um programa específico para você com alimentação saudável.
- Não se esqueça de incluir atividades físicas em seu dia a dia (ver "Gravidez & atividade física").
- Crie novos horários para dormir, evitando noites perdidas.
- Peça ajuda ao seu companheiro em situações que estimulem o uso de bebidas alcoólicas.
- Em seu aniversário, quando for brindar com uma taça de vinho, faça-o durante uma refeição, pois o alimento reduz a absorção do álcool.
- Em festas de amigos, prefira brindar com coquetéis de fruta sem álcool.
- Se for inevitável, troque uma taça de vinho comum por uma de vinho frisante, que possui um teor alcoólico reduzido.
- Para relaxar, use banhos mornos com sais, massagens, música e leitura agradável.

Substituindo o açúcar

Hoje, em razão da preocupação com a saúde e a estética, muitas pessoas utilizam adoçantes todos os dias. Com a ocorrência da gestação, é comum procurar informações sobre a manutenção ou não dos adoçantes.

Sacarina

Infelizmente não são muitas as pesquisas sobre o efeito da sacarina durante a gravidez. As pesquisas em animais, contudo, mostram um aumento na ocorrência de câncer na prole quando ingerido por fêmeas grávidas. Existem evidências de que os adoçantes cruzam a placenta humana e são lentamente eliminados pelo feto. Portanto é melhor evitar o uso de sacarina nesse período.

Aspartame

Pesquisas não revelam efeitos adversos decorrentes do uso do aspartame pela maioria das mulheres durante a gestação. O aspartame compõe-se de dois aminoácidos comuns (fenilalanina e ácido aspártico) mais metanol. Geralmente seu uso é aprovado pelos obstetras em quantidades moderadas.

Esteviosídeo

Um adoçante natural extraído de uma planta, a estévia, pode ser usado com segurança. É encontrado em farmácia homeopáticas e supermercados, e, por ser totalmente natural, não possui nenhuma contraindicação.

Entretanto, durante a gestação, os melhores adoçantes são mesmo aqueles provenientes dos açúcares das frutas. Hoje esse tipo de produto tem proliferado nas casas de produtos naturais.

Independente do adoçante escolhido, o mais importante é que você não abuse no consumo de outros alimentos, achando que deixou de ingerir várias calorias usando adoçantes.

Viagem *versus* gestantes

Viajar é muito bom, sempre. Mas, para a grávida, é melhor adiar as viagens para ao 2º trimestre, quando já existe alguma estabilidade no quadro geral. Isso porque, no 1º trimestre, é mais comum a ocorrência de abortos espontâneos. Os enjoos e as indisposições também são mais intensos e frequentes, o que pode tornar a viagem um programa pouco interessante.

Já no 3º trimestre, a contraindicação se dá pelo aumento de peso. Com a barriga aumentada, os riscos de quedas e contusões são maiores e, dependendo do passeio escolhido (caminhadas em trilhas e passeios de lancha, por exemplo, são atividades totalmente proibidas), o perigo de um parto prematuro pode aumentar. Por tudo isso, as empresas aéreas exigem atestado médico das mamães que tiverem completado o 6º mês de gestação.

Acima de tudo, seu médico deve ser informado sobre a possibilidade da viagem. Se por um motivo qualquer ele aconselhá-la a adiar o passeio para depois do parto, acredite nele e se abstenha. Será por pouco tempo e o sacrifício valerá a pena, pode ter certeza.

Dicas para sua viagem:

- escolha cuidadosamente o local e as atividades a serem realizadas (não se esqueça de informar seu médico sobre o que pretende fazer na viagem);
- informe-se sobre a assistência médica local;
- evite ir para lugares muito quentes. Se não estiver acostumada, poderá passar mal e perder o passeio;
- leve todos os contatos de seu médico (fax, *pager* e telefone celular são imprescindíveis);
- se a viagem for de carro, use o cinto de segurança e inclua paradas a cada duas horas. Ao parar, estique as pernas e caminhe um pouco. Isso evitará a ocorrência de edemas;
- **importante:** se já tiver completado seis meses de gestação, viaje no banco traseiro, com cinto de segurança;
- se for a um parque de diversões, siga as normas e evite as atrações proibidas para gestantes, mesmo que sua barriguinha ainda passe despercebida.

Até quando poderei dirigir?

O importante é que você esteja se sentindo bem, sem tonturas nem sonolência. Dirigir por pequenas distâncias não tem nenhuma contraindicação, desde que a gestante se utilize sempre do cinto de segurança.

Use-o normalmente, tomando o cuidado de colocar a parte inferior do cinto na região pélvica. Não se preocupe com freadas bruscas. O cinto não machuca o bebê, pois a bolsa que o envolve e o líquido amniótico atuam como amortecedores, protegendo-o. Algumas gestantes sentem-se mais seguras usando uma almofada em frente ao abdome.

Se agir dessa forma, poderá dirigir até poucos dias antes do parto.

Longas distâncias são cansativas até mesmo para quem não está grávida, portanto, evite-as. Contudo, se for estritamente necessário, consulte seu médico antes. Se ele lhe autorizar, planeje com cuidado sua viagem. Assegure-se de que a rodovia possui locais de parada e não deixe de realizá-la diversas vezes.

Sauna e banhos quentes de imersão

Não é necessário se banhar com água totalmente fria, mas opte pelos banhos mornos. Além de serem mais saudáveis para a pele, não afetará seu metabolismo.

Tudo o que atinge temperaturas acima de 38,9 °C é prejudicial ao embrião. Mesmo os banhos de banheira ou chuveiro muito quentes e prolongados devem ser evitados.

O uso de sauna deve ter um período mais curto do que o costume, embora não existam evidências concretas quanto ao mal que pode ocasionar à gestante. Na Finlândia é hábito tomar sauna nos finais de semana, até mesmo entre gestantes. Nos Estados Unidos e em alguns países europeus, certos distúrbios do sistema nervoso central, comuns em bebês, são atribuídos à exposição do corpo a altas temperaturas. Mas nos bebês finlandeses esses distúrbios não são comumente encontrados. Mesmo sem que haja comprovação científica, entretanto, os especialistas norte-americanos recomendam evitar a sauna durante a gravidez.

Animais em casa

A maior preocupação com relação aos animais domésticos é a toxoplasmose (ver "Testes"). Os gatos são os principais transmissores dessa doença. Se você já convive há algum tempo com esse animalzinho, provavelmente já adquiriu a doença e desenvolveu imunidade.

Contudo, a maior causa da transmissão da toxoplasmose é a ingestão de carne crua e malpassada, leite não pasteurizado e verduras mal lavadas. O vetor é um inseto que põe ovos em carnes e vegetais. Se você ainda não fez o exame para saber se tem imunidade, provavelmente seu médico irá solicitar-lhe, sobretudo se existir a convivência com gatos.

Se você fez o exame e não é imune, o que fazer?

- evite contato com gatos;
- caso tenha gatos em casa, chame um veterinário para examiná-los. Se algum deles tiver a doença, será preciso encaminhá-lo para outra pessoa pelo menos por seis semanas, período em que é transmitida a toxoplasmose. Se os gatos forem sadios, evite qualquer possibilidade de contaminação (converse com o veterinário);
- a transmissão se dá pelo contato com as fezes dos animais. Portanto, ao fazer a limpeza da bandeja sanitária do animalzinho, use luvas (tenha ou não imunidade);
- se estiver sem tempo para manter a higiene ideal do animalzinho, deixe-o passar um tempo com outra pessoa (tenha ou não imunidade);
- use luvas na jardinagem (tenha ou não imunidade);
- não coma carne bovina crua ou malpassada;
- só beba leite pasteurizado;
- em restaurantes, peça sempre carne bem passada e opte por saladas de legumes cozidos, evitando verduras frescas cruas;
- lave bem frutas e verduras, especialmente as de hortas domésticas, de preferência com detergentes. Enxugue bem, descasque e/ou cozinhe os legumes.

Cuidados ao frequentar a manicure

O cuidado com a aparência e a higiene das unhas é fundamental. Não é necessário deixar de tratá-las com medo de lesões na cutícula que possam transmitir doenças, fungos e inflamações. Mantenhas seus hábitos, só que tomando alguns cuidados:

- procure um local de atendimento confiável;
- observe a higiene da pessoa escolhida para o trabalho;
- se já possui um local fixo, informe que está grávida, pois com certeza os profissionais terão cuidados redobrados;
- e, o mais importante, leve sempre o seu *kit* pessoal contendo alicate de unhas, lixas, afastador de cutícula e tesourinhas.

É verdade que os bons locais de manicure mantêm estufas e tomam todos os cuidados com a higiene. Mas o melhor sempre é prevenir. Óbvio que você não vai preferir ter de fazer uso de anti-inflamatórios e outros medicamentos somente por causa de um deslize que poderia ter sido evitado. Além disso, alguns vírus, como os da hepatite B e C, não são eliminados nessas estufas.

Evite ainda, nesse período, aventurar-se em:

- tentar mexer naquela unha do pé que a incomoda há tempos;
- tirar a cutícula mais do que o necessário só porque está na moda;
- trocar de manicure e ser atendida por uma desconhecida;
- fazer aquele tratamento com um podólogo.

Deixe tudo isso para depois. Não se arrisque. E informe seu médico sobre qualquer alteração de hábitos que possa afetar seu bebê.

Gravidez & alimentação

Coma de tudo, mas com restrições e bom senso

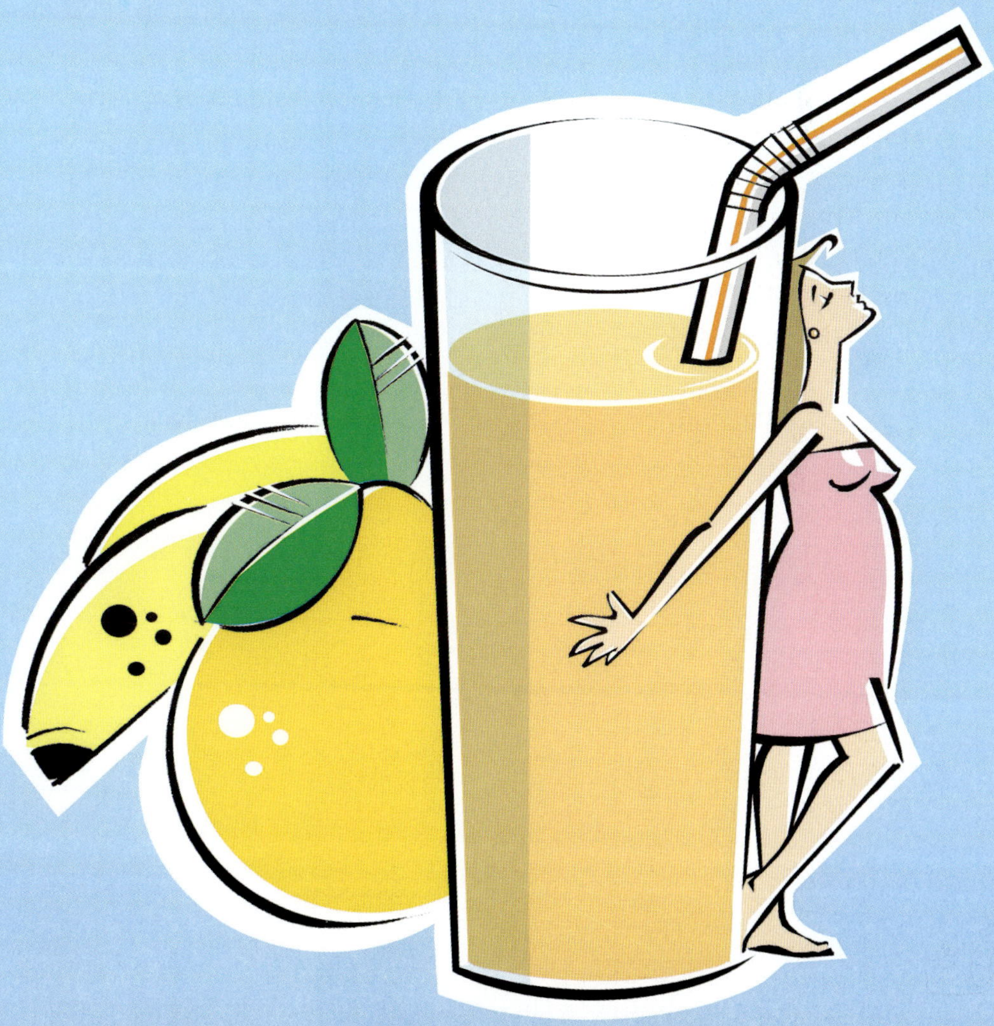

Todas as precauções com relação ao bom andamento da gestação – controle pré-natal, exames, exercícios de relaxamento – não serão nada mais que meros paliativos se não for adotada uma alimentação saudável em primeiro lugar. Planejar uma boa dieta balanceada que vise proporcionar ao corpo o melhor de seu estado físico e nutricional é a garantia de uma gravidez equilibrada e do desenvolvimento pleno de seu bebê.

Desde o momento da confirmação da gravidez, se torna de extrema importância que se criem novos hábitos alimentares – muitas vezes, a mulher começa a se preparar até antes disso. As necessidades nutricionais da gestante modificam-se quase que por completo nesse período, pois a mulher passa a necessitar de maior aporte calórico, vitamínico e de sais minerais.

O valor calórico da dieta varia de acordo com o trimestre – ou seja, varia de acordo com a fase da gestação em que ela se encontra – e com o ritmo de vida da gestante, como, por exemplo: atividade de trabalho, prática desportiva ou não, idade, patologias associadas etc.

Ideal mesmo é que a grávida se encontre em seu peso normal antes de engravidar, pois, se estiver acima do peso, de forma alguma poderá realizar uma dieta que vise emagrecer. Com os constantes e ininterruptos avanços da medicina, hoje temos a felicidade de poder escolher a melhor época para aproveitar, em toda sua plenitude, essa fase tão especial, preparando-nos com total tranquilidade e evitando situações que possam, de alguma forma, causar contratempos.

É muito importante salientar que o fator "peso *versus* nutrição" não está focado apenas na estética, mas na garantia de que sua observação irá evitar certas patologias durante a gestação, que poderiam comprometer a saúde da mamãe e do bebê. O sobrepeso pode ainda causar problemas no momento do parto e dificultar a recuperação pós-parto.

Uma das preocupações nessa fase é a possível ocorrência de diabetes gestacional – DG (ver "Casos muito especiais"). Além disso, outros riscos estão associados ao excessivo ganho de peso: varizes, inchaço nas pernas, problemas nas articulações e na coluna decorrentes da combinação feto-placenta e do fato de a gestante ter de carregar seu próprio excesso de peso.

Existem evidências que sustentam a ideia de que o excesso de peso da mãe pode levar ao nascimento de um bebê gorducho. E, se isso acontecer, o risco de ele vir a ser um adulto obeso será também muito grande.

Hoje se sabe que o processo nutricional da mãe vai influenciar o feto para o resto de sua vida. Por exemplo, a desnutrição no 1º trimestre trará risco de doenças do coração, hipertensão e diabetes na vida adulta. Isso porque, na tentativa de se defender, o metabolismo do feto muda, tornando-se mais eficiente, e no futuro estará inadaptado ao sedentarismo e ao excesso de oferta de alimentos. Assim, nem a desnutrição nem o excesso de comida irão ajudar na gestação de um bebê ou de um adulto saudável.

Dietas muito rígidas também não são recomendadas para gestantes. Em última análise, seria como se estivesse realizando uma *desnutrição voluntária*. Ao fazer dieta visando perder peso, a mãe estará também mobilizando gordura de depósito para utilizá-la como fonte de energia. Isso leva à produção de ácidos conhecidos como corpos cetônicos ou cetonas, que podem ser prejudiciais ao feto.

Outra coisa a ser entendida e assimilada é que o acúmulo de gordura na região pélvica tem como objetivo servir como reservatório de energia para o feto. Assim, é natural e desejável um acúmulo moderado de gordura nessa região.

A obesidade frequentemente se desenvolve durante a gravidez. E é muito comum que em múltiplas gestações as mulheres acumulem peso, tornando-se obesas. Por que isso acontece? Não existe uma explicação lógica, mas podem ser feitas diversas conjecturas. A insegurança do primeiro filho, os receios comuns a qualquer gravidez, a crença de que se deve comer muito para alimentar bem o bebê (comer por dois), problemas de relacionamento do casal, já que a mulher pode vir a se sentir sexualmente indesejada são algumas hipóteses. Esses perfis psicológicos podem ser a causa para o *comer desenfreadamente*, o que é um esboço da síndrome do *comer compulsivo*, mas isso não explicaria tudo.

O mais provável é que as profundas transformações hormonais da gravidez exerçam um papel de grande relevância. A progesterona – um dos hormônios que mais se multiplicam durante a fase gestacional –, que se assemelha à cortisona, pode induzir um aumento de apetite e mais facilidade no acúmulo de gorduras.

Aumento de calorias por trimestre

1º trimestre. O aumento de calorias nesse primeiro período da gestação deve ficar em torno de 10% (equivale a cerca de 100 calorias a mais em cada refeição).

2º trimestre. Aumento de 300 calorias em média.

3º trimestre. Também 300 calorias.

O que acrescentar à dieta:

- **Ácido fólico.** Onde encontrar: vegetais verde-escuros, frutas cítricas, cereais, pão (integral).
- **Cálcio.** Recomenda-se ainda a ingestão de quatro a cin-

co porções de laticínios ao dia. Queijos brancos e ricota, iogurtes, leite de soja, leite, sempre dando preferência aos desnatados e com pouca gordura.

- **Vitamina A.** Pode ser facilmente suplementada na alimentação. Frutas alaranjadas, como mamão e damasco, e vegetais verde-escuros, como rúcula, couve e espinafre. Os legumes alaranjados, como cenoura e abóbora, também são boas fontes de vitamina A.
- **Ferro.** Ingerir duas porções de carne ao dia, dando preferência a aves, peixes e carnes magras. Nos vegetais, o ferro é encontrado no feijão, na lentilha, na ervilha, na soja, nos grãos em geral, no brócolis, no espinafre e nas frustas secas (como o damasco). Os flocos de cereais enriquecidos também é uma boa opção, porém as melhores fontes são o fígado, as ostras e os mariscos.
- **Vitamina C.** Aumenta a absorção do ferro, portanto é importante ingerir suco de frutas cítricas ou a própria fruta com as principais refeições – almoço e jantar –, nas quais se obtém maior quantidade de ferro.

Procure se inteirar sobre cada grupo de alimentos e faça de seu preparo uma grande brincadeira. Eu costumava conversar com meu bebê, dizendo a ele o que estava fazendo, o que iria preparar para ele comer e o que eu achava de cada alimento. Imaginava-o comendo cada pedaço de cenoura (enquanto eu lhe dizia o quanto aquilo iria ajudá-lo a ter uma boa visão). Ria e dialogava com meu bebê, sabendo que ele me entendia e que estávamos fazendo algo juntos.

Você pode procurar desde cedo orientação para se inteirar dos mínimos detalhes quanto à alimentação – como são compostos os grupos alimentares e de que forma é constituída a clássica pirâmide. Se preferir, recorra à assistência de uma nutricionista.

Para não ter de passar esse estresse ao meu filho, decidi, memorizando o máximo possível, transformar uma rotina maçante e enfadonha em um momento lúdico de pura sinergia! Você pode tentar também, e verá como é divertido.

OBSERVAÇÃO: Hoje existe um profissional, o *personal diet* (nutricionista), que vai às residências orientar e assistir não somente gestantes, mas todos os interessados em manter uma dieta saudável. O *personal diet* a orientará sobre a melhor forma de preparar determinados alimentos com o mínimo de perda das vitaminas e como evitar o consumo de gorduras. Em alguns casos, são elaboradas dietas personalizadas e entregues semanalmente.

Grupos alimentares

- **Construtores.** Alimentos de origem animal, como carnes, ovos, leite e derivados.
- **Reguladores.** São constiuídos por frutas, verduras e legumes.
- **Energéticos.** Necessitamos deles para que nosso corpo tenha energia. São os carboidratos, como arroz, pão, batata e macarrão.

A pirâmide alimentar nada mais é do que a correta distribuição dos alimentos nesses grupos. O objetivo é que possamos usufruir de uma vida saudável, mantendo o peso sempre estável.

Na base da pirâmide temos os carboidratos; portanto, aproximadamente 60% a 70% da alimentação deve estar baseada nesse grupo.

Depois se encontram as frutas e os vegetais. Por último as proteínas encontradas em carnes, ovos, leite e derivados.

O topo da pirâmide é preenchido por doces, frituras, comidas ricas em gorduras, que deverão ser ingeridos com muita parcimônia.

A avaliação e o acompanhamento nutricional são tão importantes quanto o pré-natal, pois ambos os procedimentos farão com que a gestante tenha um ganho de peso adequado. O registro do peso inicial deve ser feito pelo médico logo que obtida a confirmação da gravidez. Em seguida, ele avaliará os hábitos alimentares da gestante.

Você deve estar ciente de que a responsabilidade do que está sendo ingerido por seu bebê é toda sua. Portanto, use a criatividade para que isso não se transforme em fardo.

As gestantes devem buscar alimentar-se com frequência, mas em pequenas porções. Beliscar a cada duas horas é o mais recomendável, pois oferece maior conforto ao estômago – que a cada mês tem seu espaço reduzido para dar lugar ao bebê, que cresce e se desenvolve.

Outro ponto importante: a frequência do consumo alimentar. Saber quantas vezes por dia ou por semana é ingerido este ou aquele alimento ajuda na orientação para a mudança dos hábitos alimentares.

Se você já tem inserida em sua rotina a prática regular de exercícios, deve informar logo ao seu médico. Existem algumas modalidades esportivas contraindicadas para gestantes (ver "Gravidez & atividade física").

Estes são pontos importantes a serem verificados nessa avaliação inicial:

- prática de atividade física e frequência semanal;
- tipo de exercício realizado;
- tipo de trabalho que exerce;
- horário das refeições;
- funcionamento do intestino;
- índice de massa corpórea (IMC), que é calculado pela fórmula: peso/altura^2 = IMC).

OBSERVAÇÃO: o IMC entre 22 e 26 é o ideal para a gestante, variando de acordo com a altura; o IMC > 15 é considerado desnutrição.

Feito isso, basta que a gestante dê continuidade ao acompanhamento mensal, com o médico e o nutricionista.

O ganho de peso varia de acordo com o estado nutricional da gestante. Se ela for obesa, deve se empenhar em ganhar de 6 a 9 kg; se for eutrófica (estiver com seu peso normal), de 9 a 12 kg; e se for desnutrida, mais de 12 kg.

Beba mais água

Na gravidez, com o aumento da quantidade de sangue em aproximadamente 50% do volume normal, é importante beber uma quantidade maior de água para que o organismo se mantenha em equilíbrio.

Os sucos também são bem-vindos, mas dê preferência à água, pois assim você se manterá hidratada e evitará o risco de uma infecção urinária.

Sobrevivendo nos restaurantes

Nem todas as mulheres têm condições de preparar sua própria comida. Na verdade, com a crescente participação da mulher no mercado de trabalho, nas grandes cidades, a maior parte não tem outra opção a não ser alimentar-se em restaurantes.

Mas isso também não é um inconveniente. Em praticamente todas as cidades brasileiras é possível encontrar restaurantes com grande variedade de alimentos. O advento dos restaurantes por peso – que servem boa variedade de alimentos, cobrados de acordo com o peso do prato – foi benéfico sobretudo para as gestantes.

Tendo em mente a pirâmide dos grupos alimentares – 50% de carboidratos, 25% de verduras e frutas, 15% de proteínas e 5% de doces e guloseimas –, escolha o que colocar no prato. Será um divertido exercício de autocontrole. Eu costumava conversar internamente com meu bebê, olhava determinada verdura e perguntava: "O que acha deste, bebê?". E me divertia imaginando a carinha dele variando de acordo com o grau de *frescor* e aparente *sabor* do alimento.

Dê preferência aos alimentos cozidos, assados/grelhados e saladas cruas. E evite sempre que possível as frituras, os molhos ricos em gorduras e os doces demasiado calóricos (entre a *mousse* de chocolate e a de limão, prefira a última). Não sucumba à máxima de que *é o seu bebê quem está desejando isso...* Não caia nessa mentira. Tenha certeza de que ele irá lhe agradecer depois, se mantiver o equilíbrio alimentar.

Os doces são tentações de que você não deve se privar. O açúcar é importante também, desde que ingerido em pequena quantidade. Opte por gelatina, frutas e sorvete *light* (só uma vez por semana, pois todo sorvete é feito de gordura vegetal hidrogenada, ou seja, é *altamente calórico* mesmo sendo *light*).

Sendo vegetariana, como faço?

As vegetarianas podem ter uma gestação tranquila com bebês saudáveis. O importante é que sigam uma dieta rigorosa, certificando-se de que estão ingerindo principalmente:

- proteínas na quantidade certa;
- cálcio na quantidade certa;
- vitamina B12;
- vitamina D.

Proteína

As vegetarianas estritas – que não ingerem ovos nem leite – obterão a proteína de que necessitam fazendo a combinação de legumes e verduras. As ovolactovegetarianas – que ingerem ovos, leite e derivados – devem equilibrar a dieta para fazer uso da quantidade adequada de proteína.

Cálcio

As vegetarianas que fazem uso de laticínios não terão problema algum, mas as que não fazem precisarão ficar atentas. Para suprir essa carência, devem abusar da soja, tendo cuidado, porém, com alguns leites de soja ricos em sacarina.

Vitamina B12

As vegetarianas rigorosas não ingerem vitaminas suficientes, pois estas, em geral, encontram-se nas carnes. Por isso é prudente fazer uso de complementos vitamínicos orientados por seu médico.

Vitamina D

Só existe naturalmente no óleo de fígado de peixe. Também é produzida por nossa pele quando nos expomos ao sol. Por isso alguns médicos recomendam às crianças e aos idosos que passem algum tempo da manhã ao sol (antes das 10h).

Algumas empresas estão acrescentando a vitamina D ao leite que produzem, visando o consumo por gestantes e crianças. Observe se, no complemento vitamínico que usa, a vitamina D faz parte da formulação, caso você não use produtos lácteos.

Cuidados redobrados a cada estação

Os organismos vivos sofrem transformações orgânicas sazonais, de acordo com as modificações do ambiente. A cada nova estação, os cuidados com a saúde devem ser redobrados, principalmente em gestantes. Nessa fase é imprescindível manter a alimentação balanceada e buscar o equilíbrio entre o que é ingerido e os gastos com atividades físicas e mentais.

A simples inclusão de algumas regras básicas de alimentação para cada estação facilitará sobremaneira o dia a dia da futura mamãe. No inverno, por exemplo, é preciso consumir alimentos que forneçam energia ao corpo para aquecê-lo, como folhas amargas e fibrosas, maior quantidade de sais minerais e menos líquidos.

Ao mesmo tempo, a prática de exercícios deve ser feita para que o excesso de energia seja *queimado*, evitando-se assim que se acumule.

Já o verão requer, basicamente, muito líquido. Ingerindo frutas suculentas, como melancia, laranja-baía, melão etc., sucos e muita água (mínimo de 2 L por dia), a gestante manterá a hidratação necessária, apesar da grande perda ocasionada pela transpiração.

Proteínas animais e doces devem ser controlados em qualquer estação, pois, quando consumidos em excesso, eles causam enfraquecimento da imunidade sanguínea. A mucosidade uterina é o indicador da saúde feminina. Para as mulheres, as consequências do abuso desses alimentos é ainda mais visível. A mulher com a imunologia sanguínea enfraquecida adquire infecções com maior facilidade, principalmente no aparelho reprodutor. A sintomatologia inclui corrimentos anormais de cor amarelada, marrom ou rosa, com ou sem prurido vaginal. Os corrimentos incolores ou de consistência leitosa são normais.

Ao detectar qualquer anormalidade com o corrimento vaginal, notifique seu médico imediatamente. Ele enviará o material para análise para saber quais as medidas necessárias para uma boa recuperação. A correção dos problemas ligados ao aparelho reprodutor feminino em gestantes passa invariavelmente pela regularização da dieta. O banho de assento preparado com folhas secas de nabo é um tratamento efetivo e regenerador do aparelho genital feminino.

Dieta equilibrada

Durante a gestação, a futura mamãe deve ficar atenta à sua alimentação. Tudo o que for consumido é, na verdade, a única fonte nutricional do bebê, que, por meio da corrente sanguínea, consome as vitaminas e as proteínas necessárias. É imprescindível, por essa razão, manter uma dieta balanceada rica em proteinas (fonte vital para a criação de novos tecidos), cálcio (auxilia na formação dos ossos e dos dentes do bebê), ferro (produtor de hemoglobina – células vermelhas responsáveis pelo transporte de oxigênio), entre outras fontes de nutrientes essenciais a esse período.

O consumo diário de calorias deve ser em torno de 2.500 no total. Vale a pena lembrar que a *qualidade* da alimentação é mais importante do que a *quantidade*. Na gestação, procure substituir as bolachas e os lanches gordurosos por frutas como, por exemplo, kiwi, laranja, pêssego, importantes fontes de fibras, que evitarão a incômoda prisão de ventre.

Independente da estação do ano em que se encontra, por causa do aumento do volume de sangue (que irá dobrar até o final da gestação) é essencial beber muito líquido – pelo menos oito copos de água diariamente –, que, além de manter um ritmo na circulação, será ótimo para a digestão e para manter sua pele linda!

Alimentos e nutrientes

A natureza tem um estoque completo de nutrientes, suficiente para suprir todas as necessidades do ser humano. Veja, a seguir, alguns exemplos de alimentos e suas principais características.

- **Arroz integral.** poderoso combustível (energético) e um produto exemplar entre os carboidratos. Embora aparente ter um preparo complicado, eis uma receita bastante simples: na véspera, escolha os grãos, lave em água abundante e deixe de molho. De manhã, cozinhe em água e sal por trinta minutos na panela de pressão. Pronto! Muito mais rico que o arroz branco, o arroz integral contém minerais e vitamina B1. Estimula o coração, o sistema nervoso e os músculos. As fibras da casca aumentam a sensação de saciedade. Em duas colheres de sopa há apenas 160 calorias.

IMPORTANTE: mastigue muito bem cada porção.

- **Aveia.** Outro carboidrato poderoso. É também uma ótima opção durante a gestação e no pós-parto. Contém vitaminas E e B5, que estimulam todo o organismo, reduzem a concentração de colesterol ruim, o LDL, e limitam a taxa de açúcar no sangue. Duas colheres de sopa com frutas ou mingau fornecem 112 calorias para o corpo. Os nutricionistas apontam a aveia como um dos únicos produtos não refinados que mantêm intactos seus nutrientes.
- **Banana.** Especialistas apontam a banana como uma das principais aliadas no combate ao estresse. Muito usada pelos esportistas contra a cãibra, a fruta, quando menos madura, também aumenta a energia do corpo. A energia da banana madura é de efeito menos prolongado, porém ela acalma, melhora o sono e o humor. O ideal é consumir uma ou duas unidades por dia. Experimente comêlas com aveia e canela ou adicione na vitamina matinal. Em 100 g de banana-prata estão 89 calorias; na nanica, 91; e 114 na banana-maçã.
- **Berinjela.** Meia xícara de berinjela garante os 2 g de fibras dos 20 g recomendados diariamente. É considerada um dos melhores defensores do corpo contra o colesterol. Cada 100 g contêm 195 calorias. Além de ajudar o bom funcionamento do intestino, previne o surgimento do câncer neste órgão. Famoso entre as modelos, o suco de berinjela na primeira refeição do dia ajuda na queima de gorduras. Dica: bata no liquidificador um quarto de berinjela com o suco de duas laranjas, coe e beba.
- **Brócolis.** Os brócolis de excelente qualidade devem ter maços verdes, sem folhas amarelas ou abertas, talos consistentes e elásticos. Esse vegetal contém ferro e ácido fólico, eficazes contra a anemia. Rico em betacaroteno, vitamina B, vitamina C, cálcio e potássio, res-

tringe a formação de radicais livres, previne o câncer de mama e de cólon, e ameniza as cólicas menstruais e da menopausa, causadas por coágulos sanguíneos. Podem ser consumidos crus, cozidos ou centrifugados, como suco. Consuma uma xícara por dia de brócolis cozido na água fervente ou no vapor e compute 44 calorias por xícara.

- **Cenoura.** A cenoura garante outros 2 g de fibra por xícara. Famosa por proteger a pele no verão, ainda tonifica e fortalece os tecidos faciais e previne contra o câncer de pulmão. Procure não raspar a superfície, pois muitos nutrientes se perderão nesse processo. Escolha as cenouras firmes, lisas, sem lesões escuras, de cores vivas e raízes brancas. A acne encontra uma barreira no organismo abastecido pela cenoura. Acostume-se a consumir uma unidade, com média de 20 calorias, por dia. Pode ser ingerida crua, em sucos, em saladas, cozida em sopas e como torta.
- **Gengibre.** Por ser uma raiz, compõe a base da pirâmide alimentar. Tem um aroma picante e pode ser cultivado em vaso. Na feira, escolha gengibres frescos, com a casca seca e sem partes moles. Quando em pó, estimula os órgãos da digestão. O chá feito do caule é ideal para combater o enjoo da gravidez ou de viagens. O banho estimula a circulação e reduz as dores musculares. O muco da gripe ou o catarro do pulmão podem diminuir ao serem ingeridas pequenas porções de gengibre. As pessoas que forçam as cordas vocais têm nele um grande aliado. Deve-se consumir uma colher de café por dia dessa raiz – que contém apenas 15 calorias –, com moderação para não irritar o estômago.
- **Iogurte.** Localizado no topo da pirâmide, o iogurte *light* é um produto que protege a flora intestinal e oferece ao organismo os mesmos benefícios do leite: cálcio, fósforo, proteínas e vitaminas A, B1 e B2. Além disso, contém os microrganismos vivos que são responsáveis pelo bom

funcionamento do intestino. Pode ser ingerido por pessoas que não fazem uso do açúcar, porque o açúcar é diluído no iogurte e transformado em ácido lático. Para quem toma antibiótico com frequência, o iogurte é uma boa pedida, pois potencializa seus efeitos positivos. Consuma 144 mL diariamente. Experimente em molhos e saladas e prefira o iogurte desnatado, que contém 90 calorias contra 152 do integral.

- **Laranja.** Fonte de vitamina C, flavonoides e hesperidina, a laranja protege o organismo das infecções. Na pele age como antioxidante, prevenindo as rugas. Ajuda na absorção do ferro e é essencial na luta contra o câncer. Escolha laranjas com casca fina e lisa, firmes e de cor uniforme. Segundo especialistas, deve-se utilizar a centrífuga para a preparação do suco da fruta a partir dos gomos. Isso porque o suco fica mais rico em fibras, quando cremoso. Outra dica: coma a laranja ao natural; assim você aproveitará melhor as fibras. Uma laranja grande por dia é suficiente. Ela possui 72 calorias.
- **Salmão.** É rico em ácidos graxos e ômega 3 e 6, que protegem o coração, combatem o câncer de mama e elevam o nível de HDL – colesterol bom. As vitaminas do complexo B e a vitamina D do peixe protegem os ossos e os dentes. O iodo do salmão ajuda na regulagem da tireoide. Em 100 g encontram-se 166 calorias. Se o preço alto dificultar a inclusão do salmão na lista de compras, substitua-o pelos peixes sem pele ou frangos e aves. A carne vermelha, com tantos detratores, é defendida por uma outra corrente, que aconselha a ingestão de duas porções dessa carne por semana com a finalidade de repor os níveis de ferro.

Sempre é bom lembrar:

- tenha uma alimentação variada;

- não faça dieta para emagrecer sem acompanhamento médico;
- não use bebida alcoólica.

A seguir, alguns alimentos que devem estar sempre perto de você:

- **No trabalho.** Água mineral, suco de frutas natural ou *light*, iogurte *light*, frutas frescas, pão integral, cenouras ou pepinos cortados em fatias fininhas.
- **Na sua bolsa.** Barras de cereais, frutas secas, uma fruta fresca, água.

Exigências diárias

- **Proteína:** 3 vezes ao dia.
- **Vitamina C:** 2 vezes ao dia.
- **Cálcio:** 4 vezes ao dia.
- **Legumes com folhas verdes e amarelas e frutas:** 3 vezes ao dia.
- **Outros frutos e legumes:** 1 vez ao dia.
- **Cereais:** 4 vezes ao dia.
- **Alimentos ricos em ferro:** 2 vezes ao dia.
- **Água:** 8 copos ao dia.

Nutrientes necessários à gravidez

Conheça agora suas necessidades básicas. Leia e procure se inteirar. Não é preciso decorar *todos* os nutrientes, mas compreender como agem em seu organismo e o que você deve fazer para compor uma dieta balanceada.

Proteínas

Com a gravidez, sua necessidade proteica aumenta em cerca de 50%. Por isso, procure acrescentar alimentos ricos em proteína, mas de forma prática e racional. Por exemplo: se você costuma consumir leite e seus derivados, passe a consumir mais deles, e acostume-se a substituir todos por produtos alternativos *light* ou *diet* (leite desnatado, queijo branco *light* etc.).

Se gosta de carne, troque a picanha semanal por peixe grelhado (ao contrário do que muita gente pensa, dependendo do peixe, seu preparo é mais simples que o da carne, como se verá mais à frente).

Além da proteína animal, existe a vegetal, encontrada em ervilhas, feijões e lentilhas, levedura de cerveja, sementes e nozes.

Fibras

À medida que a gravidez avança, a tendência à prisão de ventre também aumenta na mesma proporção. As fibras são fundamentais para o bom funcionamento do intestino e podem ser encontradas em certas frutas, verduras cruas, farelo e cereais integrais, ervilhas e feijões. Uma porção ao dia é o suficiente para garantir o resultado desejado.

Vitaminas

Para obtê-las, basta compor suas refeições com alimentos sadios. Os nutricionistas dão uma dica simples e fácil de seguir por qualquer pessoa: tente colocar em seu prato alimentos de cores variadas. Quanto mais colorido e alegre estiver, maior será a variedade de vitaminas contidas nele.

Recorrer aos suplementos vitamínicos é um recurso extremo. Em grávidas, só com orientação expressa de seu médico. Lembre: quanto mais natural for sua alimentação, melhor para seu bebê.

Como preparar os alimentos

- Retire toda a gordura da carne antes de cozinhá-la.
- Elimine a gordura da superfície da sopa.
- Use frigideiras não aderentes e o mínimo de gordura.
- Prefira iogurtes, cremes ou natas para preparar os molhos das saladas.
- Associe o leite magro a bebidas lácteas para reforçar o teor de cálcio.
- Sempre que puder escolha frutas frescas e legumes crus.

OBSERVAÇÃO: A higiene dos alimentos é fundamental.

Algumas receitas fáceis e gostosas (e pouco calóricas)

Fettuccine doce de morango e laranja

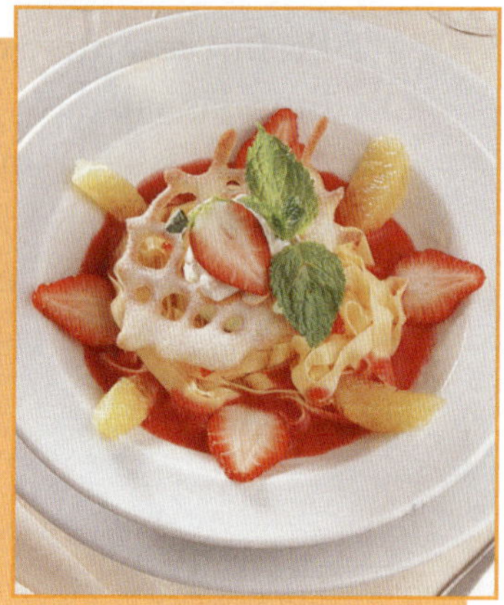

Ingredientes

400 g de morangos frescos, lavados e escorridos
4 laranjas, só os gomos sem pele e sementes
suco de 2 laranjas (+ ou – 150 ml)
100 g de açúcar refinado ou de confeiteiro
2 g de hortelã picadinho
1 g de pimenta-do-reino preta em grão moída na hora
200 g de fettuccine

Preparo

Lave bem e seque os morangos. Separe-os em duas partes. Em uma delas serão escolhidas as frutas para ser trituradas (escolha as menores e menos atraentes). Da outra metade, pique os grandes de forma decorativa e os pequenos ao meio ou deixe-os inteiros. Separe os mais bonitos para decorar. Bata no processador ou liquidificador os morangos para a calda, juntamente com o açúcar, o suco de laranja e a hortelã. Não bata demais, apenas o suficiente para deixar ainda alguns pedacinhos. Cozinhe a massa em água adocicada (50 g/l), deixe ficar mais cozida do que o normal, mas sem deixar virar papa. Enquanto isso, aqueça a calda de morango, mas sem deixar ferver por muito tempo.
Escorra a massa e misture à calda; junte agora os morangos picados e a metade dos gomos de laranja. Tire do fogo e salpique com pimenta-do-reino moída na hora (não usar da pré-moída). Enfeitar com os morangos reservados para decoração, gomos de laranja, biscoito e hortelã.

Tempo de preparo: 15 minutos
Rendimento: 4 porções, 404 calorias cada

Salmão ao molho de espinafre e gengibre

Ingredientes

Para o peixe

600 g de filé de salmão
300 ml de vinho branco
300 ml de creme de leite
200 ml de caldo de peixe
100 g de manteiga
50 g de gengibre
1/2 maço de espinafre cozido e moído
2 colheres (sopa) de farinha de trigo
2 colheres (sopa) de óleo de milho
sal e pimenta-do-reino a gosto

Para o acompanhamento

600 g de mandioquinha
50 g de manteiga
100 g de queijo gorgonzola
100 ml de leite quente

Preparo do molho

Leve ao fogo uma panela com o vinho branco, o caldo de peixe e o gengibre em tirinhas, deixe ferver e reduzir pela metade, acrescente o creme de leite e reduza pela metade. Passe por uma peneira e volte ao fogo na mesma panela. Acrescente agora o purê de espinafre e a manteiga.

Preparo do peixe

Corte os filés de salmão em quatro pedaços uniformes, deixando a pele. Tempere os filés com sal e pimenta-do-reino, passe pela farinha de trigo e retire o excesso. Frite os filés e reserve em local aquecido.

Preparo do purê de mandioquinha

Cozinhe a mandioquinha, escorra e amasse bem. Leve ao fogo uma panela, adicione a manteiga e aqueça bem, junte agora a mandioquinha amassada e o queijo gorgonzola moído, mexa bem e acrescente o leite até dar o ponto. Corrija o tempero com sal e pimenta-do-reino.

Montagem do prato

Coloque o purê de mandioquinha no centro do prato, sobre o purê coloque o filé de salmão e adicione o molho ao redor. Enfeite com mandioquinha frita.

Tempo de preparo: 15 minutos
Rendimento: 4 porções / 380 calorias cada

Salmão ao molho de ervas

Ingredientes

Para o peixe

4 filés de salmão (120 g cada)
1 colher (sobremesa) de *dill*[3]
sal a gosto
2 colheres (sopa) de azeite
1/2 xícara (chá) de caldo de legumes

Para o molho

1 xícara de milho verde congelado
1 e 1/2 xícara (chá) de leite desnatado
1/2 colher (café) de noz-moscada ralada
sal a gosto
1 colher (sobremesa) de maisena
1 colher (sopa) de pimentão vermelho picado em cubinhos
ramos de cebolinha francesa para decorar

Preparo

Tempere os filés de peixe com *dill* e sal e deixe descansar por quinze minutos. Depois, em uma frigideira antiaderente, coloque o azeite e grelhe os filés, adicionando o caldo de legumes aos poucos para que o peixe cozinhe lentamente até dourar. Para o molho, bata os ingredientes no liquidificador por três minutos (menos o pimentão e a cebolinha). Passe pela peneira e leve ao fogo brando, mexendo até engrossar. Coloque os filés sobre um prato e cubra com o molho. Polvilhe sobre eles o pimentão e decore com a cebolinha.

Tempo de preparo: 45 minutos
Rendimento: 4 porções, 238 calorias cada

---

3. *Dill*, conhecido no Brasil também como aneto ou endro (*Anethum graveolens*), é uma erva aromática. Muito usado na cozinha sueca, finlandesa e polonesa para aromatizar salmão e batatas. Tem um aspecto semelhante ao do funcho, mas o sabor é muito diferente.

Sopa de batata

Ingredientes

1 colher (sobremesa) de azeite
1 cebola média cortada em cubos pequenos
1 dente de alho
8 batatas médias cortadas em pedaços pequenos
1 folha de louro
2 L de caldo de galinha
2 colheres (sopa) de requeijão *light*
1/2 xícara (chá) de leite desnatado
sal a gosto
1 xícara (chá) de alho-poró em rodelas

Preparo

Em uma panela grande, coloque o azeite, a cebola, o alho e a batata. Refogue e depois coloque a folha de louro e 2 xícaras do caldo de galinha. Deixe ferver e acrescente o restante dos ingredientes. Ferva novamente e baixe o fogo. Cozinhe em fogo baixo até que as batatas estejam cozidas. Desligue o fogo. Retire a folha de louro e deixe esfriar. Coloque o refogado no liquidificador e bata por um minuto. Adicione o requeijão, o leite e o sal. Ponha tudo na panela de novo e deixe esquentar bem. Sirva em seguida polvilhando os anéis de alho-poró.

Tempo de preparo: 45 minutos
Rendimento: 4 porções, 214 calorias cada

Filé de frango com tomates secos

Ingredientes

4 filés de frango (150 g cada)
sal a gosto
8 pedaços de tomate seco
2 colheres (sopa) de queijo *cottage*
1 dente de alho
1 colher (café) de tomilho seco
1/2 xícara (chá) de caldo de galinha

Preparo

Abra os filés e polvilhe com sal. Reserve. No liquidificador, bata o tomate seco, o queijo *cottage*, o alho e o caldo de galinha até obter uma pasta. Recheie os filés e feche a abertura com um palito. Coloque em um refratário untado. Depois, polvilhe com o tomilho e regue com um pouco do caldo de galinha. Leve ao forno alto por 15 minutos. Sirva com legumes cozidos.

Tempo de preparo: 20 minutos
Rendimento: 4 porções, 215 calorias cada

Caldo de grão-de-bico

Ingredientes

1 xícara (chá) de grão-de-bico
1 L de água
1 colher (sopa) de azeite
1 dente de alho
2 cebolas cortadas em cubos pequenos
sal a gosto
2 cenouras cortadas em cubos pequenos
1/2 tomate picado
1 colher (sopa) de salsa picada

Preparo

Em uma panela de pressão, coloque o grão-de-bico na água para cozinhar por trinta minutos (ou até que fique macio). Em outra panela, coloque o azeite, o alho, a cebola e o sal para refogar. Junte o grão-de-bico cozido e 1 xícara de água do cozimento. Adicione as cenouras e cozinhe por mais 10 minutos. Por fim, acrescente o tomate e a salsa. Sirva imediatamente.

Tempo de preparo: 50 minutos
Rendimento: 4 porções, 152 calorias cada

Pacotes de filé de frango

Ingredientes

4 filés
1 cebola cortada em rodelas
2 dentes de alho picados
4 batatas sem casca pequenas cortadas em rodelas
2 tomates sem pele cortados em rodelas
sal a gosto
1 colher (sopa) de alecrim
1 colher (sopa) de azeite
1 colher (sopa) de vinagre balsâmico
1 xícara (café) de vinho branco seco

Preparo

Corte 4 pedaços de papel-alumínio (que possam envolver os filés). Coloque um filé sobre um dos pedaços de papel-alumínio e vá sobrepondo camadas de cebola, alho, batata, tomate e sal. Polvilhe com o alecrim, regue com o azeite, o vinagre e o vinho e embrulhe (repita o procedimento com cada filé). Coloque os pacotes em uma assadeira grande e leve ao forno brando preaquecido por 20 minutos. Abra os pacotes e deixe no forno por mais 10 minutos.

Tempo de preparo: 40 minutos
Rendimento: 4 porções, 290 calorias cada

Salada de salmão com cereais

Ingredientes

1 xícara (chá) de cereais
1 L de água
1 colher (chá) de sal
200 g de salmão cozido
1/2 bulbo de erva-doce
1 maçã sem casca
suco de 1 limão
1 colher (sopa) de azeite
1 colher (sopa) de alcaparras picadas
2 colheres (sopa) de salsinha picada
sal a gosto
pimenta-do-reino a gosto
1/2 pé de alface americana

Preparo

Em uma panela, cozinhe o cereal na água, com o sal, até que fique macio (*al dente*). Escorra, como faz com o macarrão, e deixe esfriar. Corte o salmão e a erva-doce em tiras finas. Corte a maçã em cubos pequenos e use metade do suco de limão para temperar a maçã (isso evita que a polpa da fruta escureça). Misture tudo ao cereal já frio e tempere com o azeite, o restante do suco de limão, as alcaparras, a salsinha, o sal e a pimenta. Leve à geladeira por 30 minutos. Quando for servir, adicione as folhas de alface picadas.

Tempo de preparo: 40 minutos
Rendimento: 4 porções, 225 calorias cada

Filé mignon à moda chinesa

Ingredientes

1 colher (sopa) de azeite
2 dentes de alho
1 cebola média cortada em lascas finas
1 colher (sopa) de gengibre fresco cortado em tirinhas finas
400 g de filé *mignon* cortado em tiras finas
sal a gosto
1/2 xícara (chá) de caldo de carne
1 vidro de minimilho, todos cortados ao meio
1 maço de brócolis cortado em pedaços pequenos
1/2 xícara (chá) de água
1 colher (sopa) de maisena
3 colheres (sopa) de molho de soja (*shoyu*)
1/2 colher (café) de pimenta tipo calabresa (opcional)

Preparo

Tempere a carne com sal e reserve. Em uma frigideira antiaderente, coloque o azeite, o alho, a cebola, o gengibre e refogue em fogo alto. Junte a carne temperada com sal e mexa até dourar. Retire a carne e reserve. Na mesma frigideira, coloque o caldo de carne, o milho e o brócolis. Deixe refogar por cinco minutos. Junte a carne. À parte, misture a água, a maisena e o *shoyu*. Adicione essa mistura à frigideira e mexa até obter um molho espesso e brilhante. Polvilhe a pimenta e sirva.

Tempo de preparo: 30 minutos
Rendimento: 6 porções, 217 calorias cada

Minestrone

Ingredientes

1/2 xícara (chá) de feijão-branco
20 g de batata
15 g de cenoura
1/2 tomate
10 cm de aipo
10 g de abóbora
sal a gosto
10 g de abobrinha italiana
3 vagens
1/2 colher (sopa) de macarrão tipo conchinha

Tempero aromático

1/2 colher (sopa) de queijo parmesão
1 folha de manjericão
1 grão de pimenta-do-reino
4 1/2 colheres (sopa) de água

Preparo

Cozinhe todos os ingredientes do tempero aromático, bata no liquidificador e reserve. Leve ao fogo o feijão-branco só com água. Quando levantar fervura, adicione os vegetais cortados em cubos. Quando estiverem cozidos (macios), acrescente o macarrão e espere que cozinhe. Por fim, junte o tempero aromático.

Tempo de preparo: 1 hora
Rendimento: 1 porção, 184 calorias

Macarrão ao pesto

Ingredientes

1 xícara (chá) de folhas de manjericão
1/2 xícara (chá) de salsa picada
2 dentes de alho
2 colheres (sopa) de azeite de oliva
1 xícara (chá) de caldo de galinha fervente
2 colheres (sopa) de queijo parmesão ralado
4 colheres (sopa) de ricota fresca
sal a gosto
400 g de macarrão
1/2 xícara (chá) de água do cozimento do macarrão
1 colher (sopa) de folhas verdes de manjericão

Preparo

Coloque no liquidificador o manjericão, a salsa, o alho, o azeite e o caldo de galinha. Bata por dois minutos até obter um creme homogêneo. Junte o parmesão, a ricota e o sal. Bata novamente por 2 minutos. Reserve. Cozinhe o macarrão. Depois, junte ao molho a água do cozimento. Misture o molho ao macarrão cozido e escorrido. Decore com folhas de manjericão.

Tempo de preparo: 25 minutos
Rendimento: 4 porções, 308 calorias cada

Dicas simples:

- coma sem pressa;
- não faça suas refeições em frente à televisão, estudando ou trabalhando;
- não beba líquidos durante as refeições;
- mas beba, pelo menos, de oito a dez copos de água por dia;
- prefira adoçantes como aspartame ou esteviosídeo. Não há nenhum risco em usá-los;
- evite o açúcar;
- prefira achocolatados *diets*;
- evite refrigerantes; mas, se for ingeri-los, dê preferência aos *diets* e *lights*;
- evite alimentos ricos em gordura, como frituras e doces (especialmente as massas folhadas, que contenham creme chantili e outros cremes);
- dê preferência às carnes brancas (aves e peixes);
- utilize laticínios desnatados (leite desnatado; queijos tipo *cottage*, minas, ricota; iogurte *light*) de 3 a 4 porções ao dia;
- coma de 3 a 4 porções de frutas (diferentes) ao dia;
- evite as frutas oleaginosas (amendoim, nozes, castanhas etc.);
- prefira temperos como vinagre, sal marinho, *shoyu*. Use com parcimônia o azeite e os molhos à base de maiosene.

Tabela de calorias

Bebidas alcoólicas

Cerveja	1 copo: 240 ml	100,8
Conhaque	1 cálice: 20 ml	49,8
Licores	1 cálice: 20 ml	68,4
Uísque	1 dose: 30 ml	72,0
Vinho branco seco	1 copo: 100 ml	85,0
Vinho branco doce	1 copo: 100 ml	142,0
Vinho tinto	1 copo: 100 ml	65,0
Vodca	1 dose: 30 ml	72,0

Bebidas energéticas

Gatorade	1 frasco	45,6
Lactobacilos	1 frasco	61,0
Ades	1 copo	110,0

Refrigerantes

Coca-Cola	1 copo: 240 ml	93,6
Coca-Cola ou Pepsi-Cola *diet* ou *light*	1 lata: 350 ml	2,0
Guaraná	1 copo: 240 ml	76,8
Guaraná *diet*	1 lata: 350 ml	2,0
Sprite	1 copo: 240 ml	115,0
Sprite *diet*	1 lata: 350 ml	2,0
Tônica	1 copo: 240 ml	80,0

Sucos

Abacaxi (c/ adoçante)	1 copo: 200 ml	108,0
Acerola (c/ adoçante)	1 copo: 200 ml	24,0
Caju (c/ adoçante)	1 copo: 200 ml	37,0
Maracujá (c/ adoçante)	1 copo: 200 ml	30,0
Melancia (c/ adoçante)	1 copo: 200 ml	31,0
Limonada (c/ adoçante)	1 copo: 200 ml	12,0

Morango (c/ adoçante)	1 copo: 200 ml	47,2
Laranja	1 copo: 200 ml	113,0
Uva	1 copo: 200 ml	123,0
Água de coco	1 copo: 200 ml	53,7
Caldo de cana	1 copo: 200 ml	138,0

Biscoitos

Aveia e mel	unidade	29,0
Acqua	unidade	10,0
Maçã e canela	unidade	25,0
Wafer de chocolate	unidade	51,0
Biscoito de maisena	unidade	20,0
Biscoito de chocolate recheado	unidade	55,0
Água e sal	unidade	32,0
Cream cracker	unidade	34,0
Torradas	unidade	63,5
Salclic	unidade	25,0

Matinais

All-Bran ou Fibre-1	1 xícara de chá	135,0
Corn-Flakes	1 xícara de chá	110,0
Sucrilhos	1 xícara de chá	110,0
Granola	1 xícara de chá	160,0
Müsli ou Vitalis	1 xícara de chá	100,0
Nescau	1 colher de sopa	76,2
Neston	1 colher de sobremesa	37,5
Farinha láctea	1 colher de sobremesa	41,6
Barra de cereais	unidade	100,0

Bolos

Cenoura c/ cobertura de chocolate	1 fatia: 30 g	371,0
Fubá ou simples de chocolate	1 fatia: 30 g	311,0
Nozes	1 fatia: 30 g	465,0
Pão de ló	1 fatia: 30 g	161,0

Bolo de chocolate	1 fatia: 30 g	188,5
Bolo *light*	1 fatia: 30 g	139,0

Aves

Filé de peito de frango grelhado s/ pele	100 g:	98,0
Coxa/sobrecoxa de frango assada c/ pele	unidade: 100 g	156,0
Coxa/sobrecoxa de frango assada s/ pele	unidade: 100 g	109,0
Hambúrguer de frango	unidade: 56 g	112,0
Almôndega de peru	4 unidades: 100 g	200,0
Peito de peru assado	100 g	180,0
Tender	100 g	210,0
Peito de peru defumado	2 fatias: 87 g	93,0
Peito de frango à milanesa (frito)	150 g	581,0

Carne bovina

Acém assado	1 porção: 100 g	185,0
Alcatra assada	1 porção: 100 g	200,0
Alcatra frita	1 porção: 100 g	235,0
Coxão duro ou mole assado	1 porção: 100 g	200,0
Fraldinha assada	1 porção: 100 g	185,0
Patinho assado	1 porção: 100 g	200,0
Bife de patinho à milanesa	1 unidade: 160 g	580,0
Lagarto assado	1 porção: 100 g	170,0
Hambúrguer (carne moída magra)	1 bife pequeno: 85 g	94,0
Filé mignon	1 bife: 100 g	261,0
Picanha	1 fatia: 100g	250,0
Músculo cozido	1 porção: 100 g	180,0

Carne suína

Bisteca	100 g	240,0
Pernil	100 g	293,0

Lombo	100 g	181,0
Linguiça	unidade	95,0
Toucinho defumado	1 fatia	137,7

Frios e embutidos

Blanquette ou *tubelle* de peru	4 fatias: 50 g	90,0
Peito de peru defumado	1 fatia: 30 g	93,0
Mortadela	1 fatia: 30 g	97,0
Presunto	1 fatia: 30 g	102,4
Presunto gordo defumado	1 fatia: 30 g	112,4
Rosbife	1 fatia: 30 g	83,0
Salame	5 fatias: 25 g	74,6
Salsicha cozida	unidade: 50 g	165,0
Salsicha de peru ou *chester*	unidade: 50 g	140,0

Frutos do mar

Camarão cozido	100 g	82,0
Camarão frito	100 g	310,0
Kani-kama	unidade	20,0
Lagosta cozida	100 g	98,0
Lula cozida	100 g	92,0
Marisco cru	100 g	50,0
Polvo cru	100 g	64,0
Siri	100 g	100,0

Peixes

Atum cru	100 g	146,0
Atum em conserva	100 g	262,5
Bacalhau	100 g	169,0
Badejo cozido	100 g	130,9
Cação cozido	100 g	138,0
Dourado cru	100 g	80,0
Haddock cru	100 g	73,7
Linguado cru	100 g	87,0
Merluza crua	100 g	142,0

Pescadinha assada	100 g	97,0
Robalo cru	100 g	72,0
Salmão cru	100 g	117,0
Sardinha crua	100 g	124,0
Sardinha em conserva	100 g	190,0

Chocolates

Ao leite	unidade: 30 g	162,0
Bis ou Rocky	unidade: 7,5 g	40,0
Charge	unidade: 40 g	215,0
Chokito	unidade: 32 g	141,0
Diamante Negro	unidade: 30 g	104,4
Laka	unidade: 30 g	165,0
Prestígio ou Fricote	unidade: 30 g	144,0
Milkybar	unidade: 28 g	130,0
Sufflair	unidade: 50 g	284,0
Talento	unidade: 100 g	530,0
Kinder Ovo	unidade: 20 g	101,0
Sonho de Valsa	unidade	115,0

Doces

Bala	unidade	16,0
Brigadeiro e cajuzinho	unidade pequena	60,0
Chandelle de chocolate	unidade	143,0
Chantibon	1 colher de sopa	66,2
Danette de chocolate	unidade	200,4
Doce de leite condensado	1 colher sobremesa	39,6
Flan de baunilha/caramelo	unidade	148,8
Flan de baunilha/morango	unidade	138,0
Flan *diet* de chocolate (c/ leite desnatado)	unidade	51,0
Gelatina	1 pacote	76,0
Gelatina *diet*	1 pacote	1,32
Goiabada	1 pedaço	82,4
Marshmallow (pedaços)	5 unidades	98,0

Marshmallow (calda)	1 colher de sopa	56,4
Pêssego em calda	1 metade	83,5
Pudim *diet* de chocolate	unidade	66,0
Pudim *diet* de baunilha	unidade	62,0
Quindim ou torta de limão	unidade pequena	330,0
Suspiro	unidade pequena	15,0
Bomba recheada com creme	unidade	260,0
Torta de banana	unidade	209,0
Torta de maçã	unidade	241,0

Grãos

Aveia	1 colher de sopa	52,6
Arroz branco cozido	1 colher de sopa	57,0
Ervilha (lata)	1 colher de sopa	18,2
Feijão cozido	1 colher de sopa	16,8
Grão-de-bico cozido	1 colher de sopa	28,7
Lentilha cozida	1 colher de sopa	25,4
Milho (lata)	1 colher de sopa	20,2

Farinha

Arroz branco cozido	1 colher de sopa	54,6
Arroz integral cozido	1 colher de sopa	50,0
Aveia	1 colher sobremesa	40,6
Mandioca	1 colher de sopa	53,9
Milho	1 colher de sopa	47,5
Rosca	1 colher de sopa	53,6
Trigo	1 colher de sopa	70,8

Frutas secas

Ameixa-preta	unidade média	36,0
Banana-passa	unidade média	27,2
Damasco dessecado	unidade	19,6
Maçã dessecada	meia unidade	46,9
Uva-passa	1 colher de sopa	28,9

Frutas oleaginosas

Amêndoas	1 xícara de chá	736,0
Amendoim torrado	unidade	5,9
Avelã	unidade	15,0
Castanha-de-caju	unidade	12,2
Castanha-do-pará	unidade	21,0
Coco ralado	1 colher de sopa	150,0
Nozes	1 copo	787,7

Frutas

Abacate	unidade média	484,3
Abacaxi	1 fatia	42,0
Acerola	unidade	2,2
Ameixa vermelha	unidade média	37,5
Amora	copo	75,0
Banana-maçã	unidade média	45,6
Banana-ouro	unidade média	47,5
Banana-prata	unidade média	44,5
Banana-nanica	unidade média	100,0
Caju	unidade média	4,4
Caqui	unidade média	102,5
Carambola	unidade média	20,0
Cereja	1 copo	140,0
Damasco	unidade	18,9
Figo	unidade média	37,0
Framboesa	1 xícara	45,0
Goiaba	unidade média	45,0
Graviola	unidade média	50,0
Jabuticaba	1 xícara	58,4
Kiwi	unidade média	46,0
Laranja	unidade média	62,0
Maçã	unidade média	90,9
Mamão	fatia média	88,4
Manga	unidade média	192,9

Maracujá	unidade média	45,0
Melancia	fatia grande	62,0
Melão	fatia média	44,8
Nectarina	unidade	38,4
Nêspera	unidade	17,6
Papaia	unidade média	88,4
Pera	unidade média	95,0
Pêssego	unidade	51,5
Pitanga	1 porção	14,3
Tangerina	unidade	50,0
Uva	1 copo	105,0

Laticínios

Bio	1 frasco	115,7
Iogurte *diet* natural	1 frasco	85,0
Iogurte *diet* polpa de frutas	1 frasco	60,8
Corpus *diet* coco ou ameixa	1 frasco	66,3
Corpus *diet* líquido	1 frasco	76,0
Dan'up (frutas)	1 frasco	172,0
Desnatado Danone	1 frasco	114,0
Natural Danone	1 frasco	138,0
Danoninho	1 frasco	152,0
Ninho Soleil	1 frasco	110,0
Pauli *diet* morango	1 frasco	56,0
Vigor *top* c/ geleia	1 frasco	202,0

Leites e derivados

Leite de vaca integral	1 copo	126,0
Leite de vaca desnatado	1 copo	69,2
Leite em pó desnatado	1 colher de sopa	28,0
Toddynho	unidade: 200 ml	200,0
Chantili	1 copo	746,0
Leite condensado	1 colher de sopa	117,7
Creme de leite	100 g	252,0

Queijos

Cream cheese	1 colher de sopa	89,0
Cream cheese light	1 colher de sopa	51,3
Catupiry	1 colher de sopa	63,0
Cheddar	1 fatia	127,0
Cottage	1 colher de sopa	40,0
Gorgonzola	1 fatia	119,2
Minas frescal	1 fatia	60,8
Minas *light*	1 fatia	38,2
Muçarela	1 fatia	108,1
Prato	1 fatia	105,9
Provolone	1 fatia	101,2
Requeijão	1 colher de sopa	83,4
Requeijão *light*	1 colher de sopa	27,0
Ricota	1 fatia: 40 g	71,6
Suíço	1 fatia	121,2

Petiscos, tira-gostos e lanches

Azeitonas verdes	10 unidades: 40 g	37,0
Batata frita	unidade	13,7
Batata frita	1 porção	420,0
Batata frita *light*	1 porção	140,0
Bolinha de queijo	unidade	42,0
Bolinho de bacalhau	unidade	142,0
Chee-tos	1 pacote	348,0
Coxinha cremosa com requeijão	unidade	270,0
Croquete de carne	unidade	72,0
Empadinha	unidade	55,9
Esfiha aberta de carne	unidade	54,0
Pipoca	1 copo	68,4
Pastel de carne	unidade	200,0
Pastel de queijo	unidade	130,0
Picles (conserva)	unidade	4,0
Quibe frito	unidade	103,0

Quibe assado	2 quadrados: 50 g	100,0
Nuggets de legumes (assados)	6 unidades	360,0
Nuggets de frango (assados)	6 unidades	400,0
Sanduíche de hambúrguer duplo completo (carne ou frango)	unidade	560,0

Sorvetes

Chicabon	1 picolé	109,0
Coco	1 picolé	94,0
Limão	1 picolé	57,6
Maracujá	1 picolé	60,8
Morango	1 picolé	65,7
Milka	1 picolé	219,0
Doce de leite	1 picolé	238,0
Chocolate	1 bola	188,0
Creme	1 bola	191,0
Flocos	1 bola	58,8
Abacaxi	1 bola	188,0
Coco	1 bola	61,2
Morango	1 bola	182,0
Diet Linea Slim	1 bola	88,0
Diet Linea Milky	1 bola	111,0
Sundae	unidade	310,0
Eskibon	unidade	284,0
Milk-shake de chocolate	1 copo: 250 ml	352,0
Milk-shake de baunilha	1 copo: 250 ml	383,0
Milk-shake de morango	1 copo: 250 ml	362,0

Legumes

Abóbora	1 colher de sopa	10,0
Abobrinha	unidade média	30,6
Alcachofra	unidade	31,5
Aspargo	unidade	3,9
Batata cozida ou assada	unidade grande	94,0
Berinjela	1 rodela média	7,5

Beterraba	unidade pequena	44,0
Brócolis cozidos	1 pires: 60 g	22,0
Cenoura	unidade	50,0
Chuchu	1 colher de sopa	10,7
Couve-flor	1 pires: 80 g	25,0
Cogumelo em conserva	1 copo	51,3
Mandioquinha	unidade média	62,0
Nabo	1 colher de sopa	8,7
Palmito	1 rodela	5,2
Pepino	unidade média	17,6
Pimentão	unidade	18,5
Quiabo	1 pires de chá	33,0
Rabanete	5 unidades médias	32,0
Tomate	2 unidades	30,0
Salsão (em palito)	1 copo	20,0
Vagem	1 pires de chá	34,0

Ovos

Clara frita	unidade	15,1
Ovo de codorna	unidade	12,9
Ovo de galinha cozido	unidade	79,0
Ovo de galinha frito	unidade	108,0
Ovo de galinha mexido	unidade	120,0

Massas

Capelete de carne	1 porção: 100 g	282,2
Ravióli	1 porção: 100 g	282,0
Espaguete	1 porção: 100 g	285,0
Lasanha	1 porção: 100 g	284,0
Miojo	1 pacote	325,0
Yakisoba	1 porção: 160 g	420,0
Pizza de 4 queijos	1 fatia: 140 g	380,0
Pizza de escarola	1 fatia: 140 g	288,6
Pizza de muçarela	1 fatia: 140 g	330,4
Pizza portuguesa	1 fatia: 140 g	449,8

Pães		
Bisnaguinha	unidade	65,24
Croissant	unidade	180,0
Pão de fôrma *diet*	1 fatia: 30 g	58,0
Pão de glúten *light*	1 fatia: 30 g	45,2
Panetone	1 fatia	283,0
Pão de batata	unidade	135,0
Pão de centeio	1 fatia	69,0
Pão de queijo	unidade grande	173,0
Pão de fôrma	1 fatia	74,0
Pão de hambúrguer	unidade	144,0
Pão francês	unidade	134,5
Pão integral	1 fatia	72,0
Pão preto	1 fatia	99,0
Pão sírio	unidade	83,0

Gorduras		
Azeite de oliva	1 colher de sopa: 10 g	90,0
Óleo de canola ou milho ou soja	1 colher de sopa: 10 g	90,0
Margarina	1 colher de sopa: 5 g	37,0
Margarina *light*	1 colher de sopa: 5 g	19,0
Manteiga	1 colher de sopa: 5 g	38,0
Banha de porco	1 colher de sopa: 20 g	180,0
Maionese	1 colher de sopa: 30 g	199,0

Gravidez & atividade física

Pratique esporte com segurança: sinta-se bem!

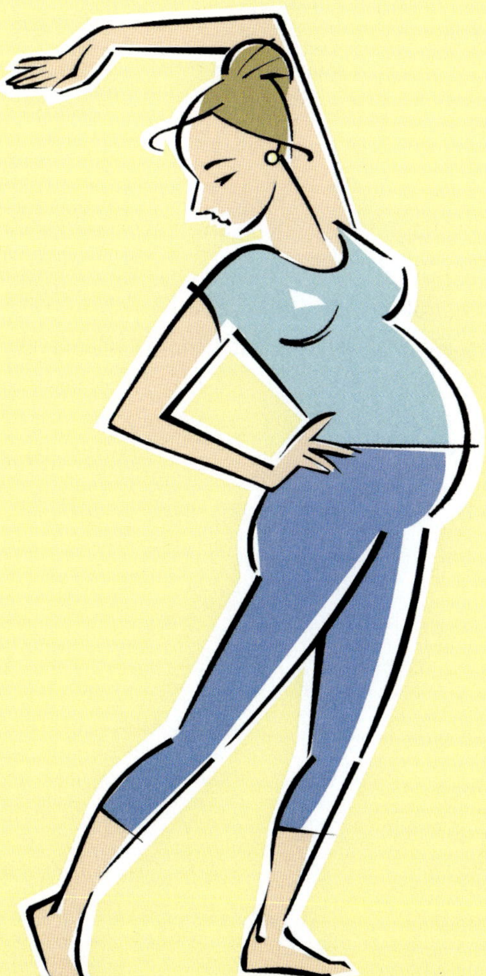

São diversas as perguntas que nos ocorrem quando estamos grávidas, várias delas dizem respeito a atividades físicas.

- Posso fazer exercícios durante a gravidez?
- Quais as consequências?
- Como me exercitar adequadamente?
- Quais os benefícios que poderei obter realizando um programa de exercícios durante a gravidez?

A ciência atual deixa bem claro para todos o quanto é importante evitar o sedentarismo e praticar exercícios regularmente. E durante a gravidez as atividades físicas proporcionam a diminuição do estresse, aumentam a resistência cardiorrespiratória e tonificam a musculatura, proporcionando assim uma boa postura e o bem-estar geral. Entretanto, não existe nenhuma comprovação científica quanto aos benefícios imediatos ao bebê. Mas a relação entre um bom condicionamento físico e um bom parto tem registro em acompanhamentos médicos de inúmeras mulheres gestantes que se mantiveram ativas.

Historicamente, foi só no final da década de 1920 que um programa efetivo de exercícios físicos pré-natais foi implementado com o objetivo de oferecer condições para uma gestação mais saudável, além de uma boa evolução de parto natural. A partir daí, diversos especialistas empenharam-se em desenvolver e aprimorar as técnicas, a fim de planejar e propor atividades seguras que pudessem manter o bem-estar tanto da mãe como do bebê.

Aqui faço um alerta: o programa de atividades físicas não visa tornar a gestante uma atleta, mas sim oferecer a ela uma sensação de bem-estar, melhorando também sua autoestima, além, é claro, da manutenção de sua condição física e, acima de tudo, da sua saúde. Isso com certeza influenciará positivamente na hora do parto, reduzindo possíveis riscos e complicações.

Deve-se ter em mente ainda que só poderá se exercitar quem tiver obtido o aval de seu médico, e sempre com o acompanhamento de um profissional especializado em programas para gestantes. Isso é fundamental para que os resultados almejados sejam obtidos sem problemas.

Benefícios imediatos

A prática de exercícios regulares melhora a circulação sanguínea, proporcionando aumento da produção de endorfinas, responsáveis pela sensação de bem-estar e energia. Uma das queixas constantes em gestantes é a dificuldade para dormir. O aumento da endorfina também colabora para um sono tranquilo. Como se não bastasse, ainda oferece um correto controle do peso.

Com a prática regular, o exercício irá promover a tonificação da musculatura (prevenção à formação das incômodas varizes). Isso acontece porque os músculos dos membros inferiores agem como potente bomba de propulsão, encaminhando o sangue das pernas para o restante do corpo.

Podemos ainda relacionar como benefícios imediatos: manutenção ou melhora da postura corporal, redução da incidência de cãibras, redução das doenças respiratórias comuns, aumento da vitalidade para o trabalho de parto, menor índice de intervenções médicas nesse período, aumento das chances da realização de um parto normal sem incidentes e redução do estágio de força no parto.

Bárbara Holstein, especialista americana em ginástica pré-natal, enumerou os seguintes benefícios para as gestantes:

- manutenção da força muscular (equilíbrio muscular);
- melhora e manutenção da capacidade cardiovascular;
- aumento da flexibilidade (os exercícios ajudarão a alongar e tonificar os músculos, independente da forma física da gestante);
- alívio do desconforto intestinal, incluindo a constipação;
- redução do edema geral (gestantes têm tendência à retenção de líquidos, o que ocasiona inchaço, principalmente nas pernas).

O que fazer durante a gestação?

A realização de exercícios físicos pode aumentar a sensação de bem-estar e consciência das transformações por que passa seu corpo. Portanto, a escolha de um programa adequado dependerá das atividades físicas que cada uma já fazia antes de engravidar.

Algumas mulheres, por conta própria, mantêm as mesmas atividades de antes da gestação, enquanto outras optam por iniciar um novo programa, inspiradas pelo novo estado, supervisionadas em grupos especiais ou individualmente. Para quem já se exercitava, a intensidade do exercício deve ser reduzida em aproximadamente 25%. E para aquelas que vão iniciar, o recomendado é que comece com caminhadas leves de quinze a vinte minutos. A frequência cardíaca não deve ultrapassar os 149 bpm (batimentos por minuto), e os períodos extenuantes não podem exceder vinte minutos, com intervalos de baixa intensidade e períodos de repouso.

O ideal é que a mulher aprimore seu desempenho antes de engravidar e se mantenha nesse nível, exercitando-se três vezes por semana. Dessa forma, ela poderá manter um bom resultado geral durante essa fase e no pós-parto. O benefício mais evidente é o retorno rápido à sua forma física original.

Caso a gestante esteja seguindo um programa de exercícios moderados e regulares, basta dar continuidade, respeitando e selecionando os exercícios mais adequados, e principalmente diminuindo a intensidade aplicada nas diferentes fases da gestação.

Para as sedentárias que decidem iniciar um programa, sugere-se que, após a aprovação médica, comecem com caminhadas diárias leves e moderadas de quinze minutos, aumentando pouco a pouco até chegar a uma hora por dia.

Todas as gestantes podem dar continuidade às atividades físicas pelo tempo que se sentirem confortáveis. Para tanto, é fundamental que estejam sintonizadas com as recomendações médicas dentro do pré-natal.

Atividades seguras:

- caminhadas;
- natação;
- bicicleta ergométrica;
- hidroginástica;
- aulas de ginástica (que não envolvam impacto);
- exercícios respiratórios em RPG (Reabilitação Postural Global).

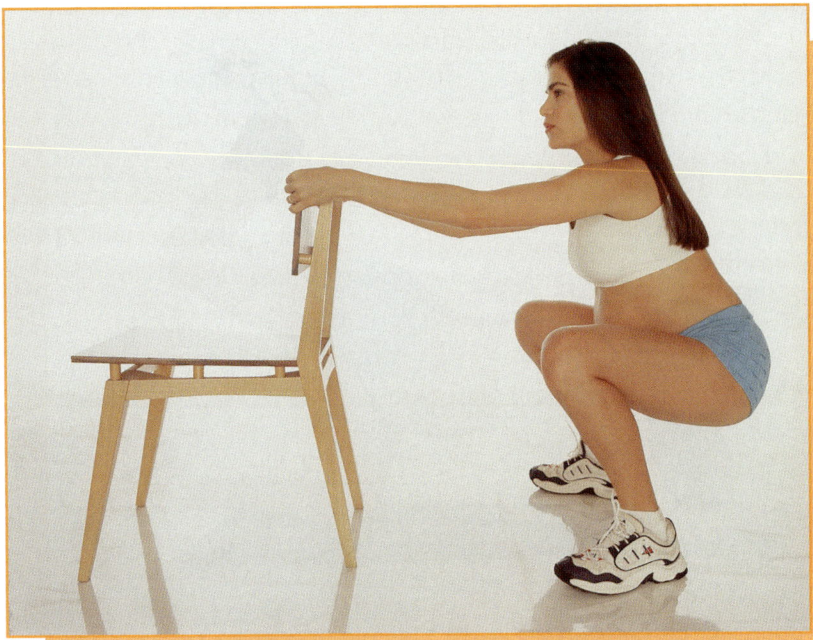

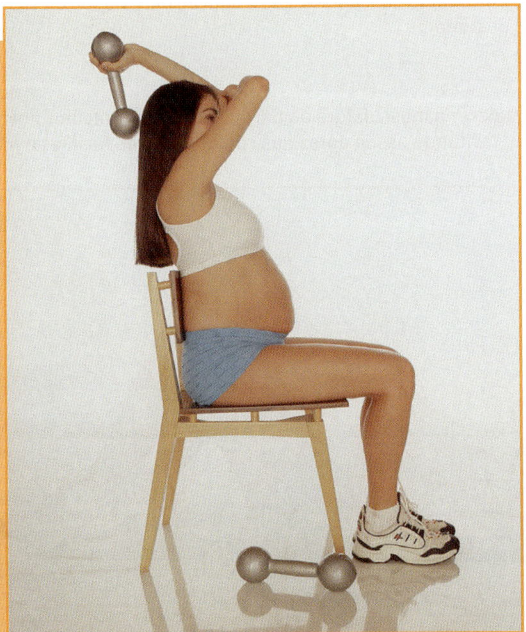

ACIMA
Agachamento: indicado para fortalecer as pernas e os glúteos, auxiliando em uma melhor circulação local.

AO LADO
Tríceps: indicado para fortalecer o músculo tríceps dos braços, mais afetado no ganho de gordura localizada durante o aumento de peso da gestante.

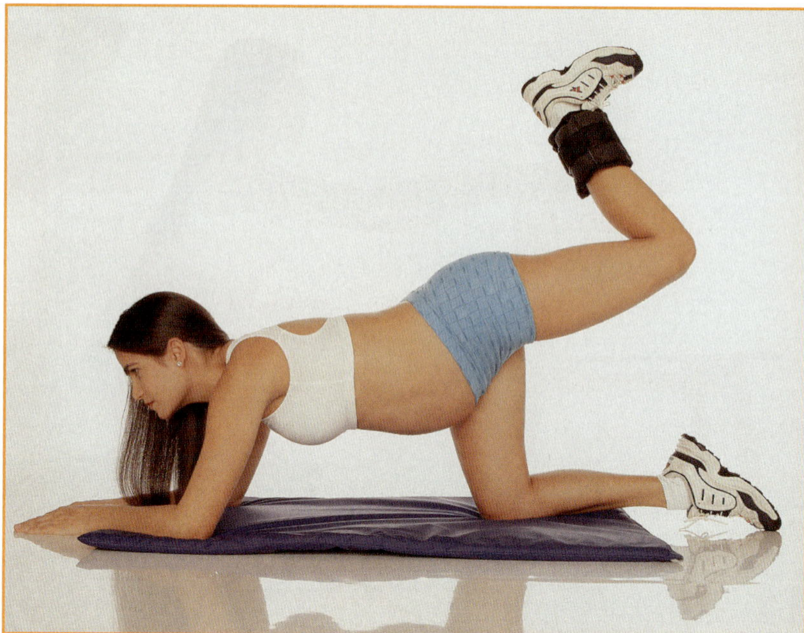

ACIMA
Glúteo: indicado para fortalecer os músculos dos glúteos e também auxiliar no fortalecimento da coluna lombar, evitando dores posteriores

ABAIXO
Abdominal: indicado para fortalecer a musculatura da barriga, obter uma melhor postura, evitando assim dores nas costas; além de facilitar o parto.

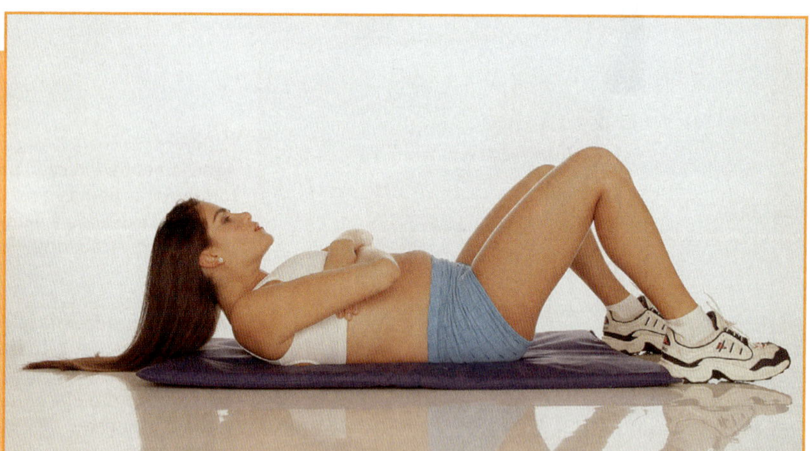

Atividades não recomendadas:

- excesso de sobrecarga e repetições;
- exercícios que exijam saltos;
- mudanças bruscas de direção;
- movimentos fortes e projeção do tronco para a frente sem flexicionar os joelhos;
- exercícios que não proporcionem equilíbrio;
- esportes que envolvam contato físico (como futebol, basquete, rúgbi, hóquei etc.);
- salto em piscina;
- surfe;
- equitação.

Sentindo-se bem

O benefício mais importante da prática de atividades físicas é o psicológico, pois o exercício regular durante a gestação permite que as mulheres tenham controle de seu corpo num momento de grandes e radicais transformações. Isso ajuda imensamente a manter em alta a autoestima.

A gestante deve, então:

- procurar um bom profissional que possa orientá-la, selecionando os exercícios ideais para a gestação;
- procurar grupos de gestantes que realizam atividades (algumas maternidades oferecem aulas específicas);
- escolher bem o local, observando se ele oferece segurança, ventilação e iluminação;
- vestir-se com roupas confortáveis e, principalmente, usar sutiãs adequados que ofereçam boa sustentação às mamas;
- não desanimar e perseverar na frequência às sessões de treinamento.

São significativas as vantagens das mulheres grávidas ativas sobre as sedentárias. Algumas delas são:

- menos complicações na gestação;
- menor duração do trabalho de parto;
- menor número de cesarianas;
- menos rupturas teciduais durante o parto;
- menos abortos espontâneos.

Na verdade, o mais importante mesmo é que você se sinta saudável, bem consigo mesma e com seu bebê. Com isso poderá aproveitar ao máximo os benefícios que os exercícios irão lhe proporcionar. Além do mais, só o fato de saber que grávidas ativas tendem a ganhar menos peso, controlam melhor a ansiedade, dormem melhor, voltam mais rapidamente à forma física original e têm um parto mais tranquilo já é um estímulo e tanto, mais do que atraente, certo?

Musculação e gestação

Antes de iniciar qualquer atividade física e poder desfrutar de seus benefícios, é indispensável a realização de uma avaliação física e médica da gestante com o objetivo de obter um diagnóstico preciso sobre sua condição física, e assim saber para quais atividades estará apta. Após definida a atividade a ser praticada, a gestante deverá passar por um período de adaptação com duração média de quatro a oito semanas para, então, ter condições de realizar a rotina de exercícios com maior intensidade (nível de esforço).

O ideal é que a prática tenha início somente após o 3º mês de gestação. Mulheres que já praticavam regularmente alguma atividade antes da gravidez poderão dar continuidade a elas, tomando alguns cuidados especiais no que se refere à intensidade e à frequência para não cometer exageros.

A grávida pode se beneficiar da musculação com orientação de um *personal trainer*, pois diversos exercícios de enorme eficiência são realizados em posições confortáveis, além da possibilidade de exercitar músculos individualmente, o que permite a elaboração de estratégias específicas e benéficas para a gestante. Dentre muitos exemplos estão: o fortalecimento da musculatura dorsal, que diminui dores lombares decorrentes do aumento de peso; e o fortalecimento da musculatura da região pélvica, o que facilitará o trabalho de parto.

Outros benefícios que devem ser destacados são: a disposição física para tarefas cotidianas; a força dos membros inferiores – o que ajudará a sustentar o peso corporal aumentado durante a gravidez –; e a maior resistência articular desses membros, que irá conferir mais segurança em deslocamentos e evitar torções indesejadas.

Vale lembrar que a musculação é uma das atividades físicas que menos exige do sistema cardiorrespiratório. Dessa maneira, gestantes que não tenham esse sistema bem condicionado ou que se sintam cansadas podem realizar essa prática, e com isso melhorar sua condição física geral.

É fundamental observar que a musculação ou qualquer outra atividade física que se queira fazer no período de gestação deve ter um atento acompanhamento profissional – a gestante pode, a qualquer momento, ter de interromper a prática por desconforto ou mal-estar. O monitoramento constante é essencial para o sucesso da prática de exercícios em um momento tão especial. A escolha do profissional que fará o acompanhamento deve ser cuidadosa, pois ele será o responsável por toda a elaboração do programa de exercícios, do ajuste da frequência, do controle da intensidade e ainda de estratégias especiais, caso sejam necessárias.

Musculação e varizes

No período da gravidez, dá-se uma sobrecarga circulatória e respiratória no corpo da mulher. O aumento do volume de sangue e linfa circulante, bem como a dilatação dos vasos, significa esforços suplementares para o coração e para as veias, podendo levar à formação de varizes e de trombose.

O trabalho orientado com aparelhos é uma ótima maneira de fortalecer a musculatura e as articulações, facilitando o retorno venoso, em especial, nos membros inferiores.

A única restrição é a utilização de pesos. Dependendo do condicionamento físico da gestante e do período gestacional em que se encontra, os pesos devem se ajustar a uma boa execução dos movimentos, sem causar dificuldades, desconforto e esforços excessivos, pois do contrário poderão causar problemas no fluxo sanguíneo do bebê.

Dica: Ao término de cada sessão de treino recomenda-se o relaxamento com elevação das pernas para facilitar o retorno venoso e evitar tonturas.

Aleitamento e atividades físicas

Realizar um trabalho moderado e bem direcionado durante o período de amamentação pode trazer grandes benefícios à mãe e ao bebê. Promover o retorno à sua forma física anterior à gravidez por meio de de exercícios lhe dará uma enorme sensação de bem-estar e segurança (ver "Amamentação").

É importantíssimo evitar, porém, realizar um treinamento muito intenso e extenuante, que exija níveis de condicionamento superiores à sua condição física. Outra recomendação importante é que sejam respeitados os horários das mamadas, evitando atividades muito intensas próximas da hora de dar de mamar, o que pode vir a causar algum desconforto para ambos (mãe e bebê).

O ideal é que você amamente seu bebê e, após um breve período de relaxamento e um lanche leve, mas energético, entregue-se à *malhação*. Faça isso e terá:

- tranquilidade, pois seu bebê não terá fome por um período de aproximadamente uma hora;
- seios mais leves, sem risco de escoamento e consequente desperdício de tão precioso líquido;
- um tempo importante para si, com direito à descontração e a vantagem de se sentir mais bem disposta;
- tempo suficiente para chegar em casa, relaxar e estar pronta para a próxima mamada de seu filho.

Partos

E ele chega ao nosso mundo

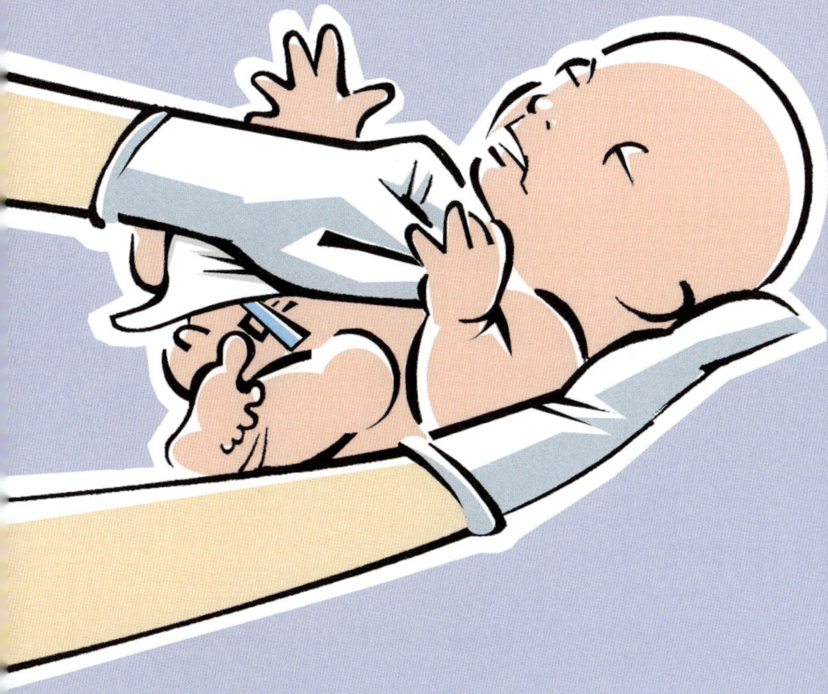

A maior parte da humanidade – 90% – vem ao mundo por meio natural, isto é, pelo parto vaginal. Isso significa que se trata da forma mais confiável e autêntica de parto que existe. É óbvio que se a ideia lhe parecer assustadora demais a ponto de isso interferir no bom andamento do trabalho de parto, uma cesariana deve ser discutida meticulosamente com seu médico.

Embora muitas vezes a cesariana seja mencionada como um método natural, ela é, na verdade, uma cirurgia de grande porte, em que seis camadas de tecido são lesionadas para dar passagem ao bebê, e logo depois suturadas.

Se você sonha em ter um parto indolor, esqueça. Isso não existe. A cesariana irá colocá-la a *nocaute* durante a cirurgia, mas o pós-operatório é dolorosíssimo e leva cerca de quatro semanas de recuperação. Ao contrário, uma ou duas horas após o parto vaginal a mulher já se sente bem o suficiente para caminhar sem nenhum desconforto.

Mas tenho de lhe dizer uma coisa: qualquer que seja sua escolha, a dor do parto será logo esquecida no momento em que aquela criaturinha, que você veio carregando no ventre, chegar e se aninhar em seus braços. O instante em que isso se dá é mágico e compensa cada segundo de preparo vivido até então.

Portanto, leia atentamente as opções que a ciência lhe oferece e pense apenas em seu bebê. Se você mantiver firme esse pensamento, verá como a insegurança e o medo se dissiparão num estalar de dedos.

Parto vaginal

O tempo de duração do trabalho de parto é indefinível. Varia de mulher para mulher. Sabe-se, no entanto, que há um tempo médio entre doze e catorze horas que pode ser divido em etapas bem distintas. É comum que, quando começam as contrações (compassadas e dolorosas), o trabalho de parto tenha se iniciado muito antes.

No pré-parto ocorrem contrações leves (curtas e irregulares), quase indolores. Quando se tornam regulares e dolorosas (semelhantes a cólicas menstruais muito intensas), é o final dessa primeira fase.

Na segunda etapa, o útero começa os procedimentos de expulsão do bebê. Nesse momento você auxiliará *empurrando*, ou *fazendo força*, mas na verdade estará comprimindo os músculos abdominais para baixo para facilitar a passagem do bebê pelo colo do útero.

A terceira etapa só se completa após a total expulsão da placenta.

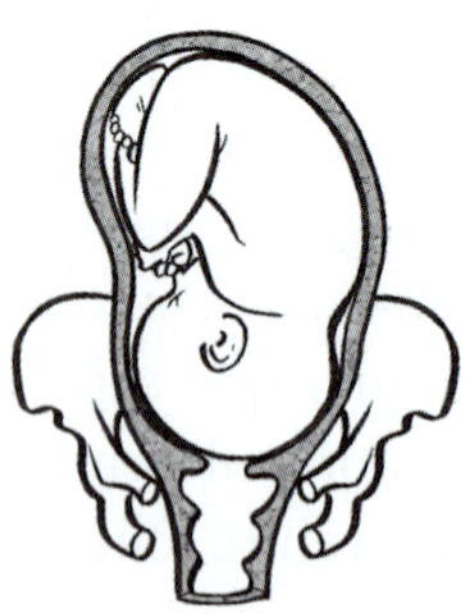

2 cm de dilatação

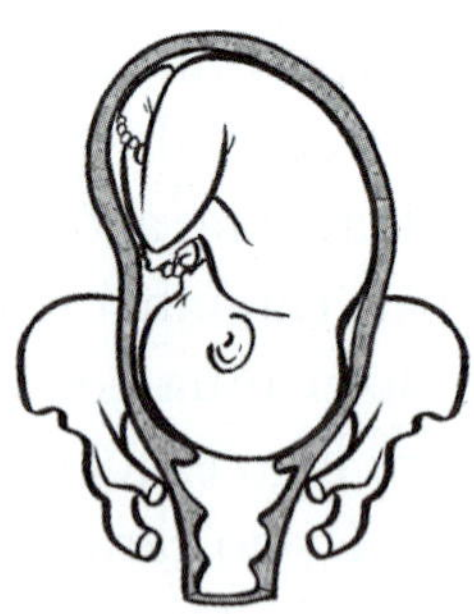

6 cm de dilatação

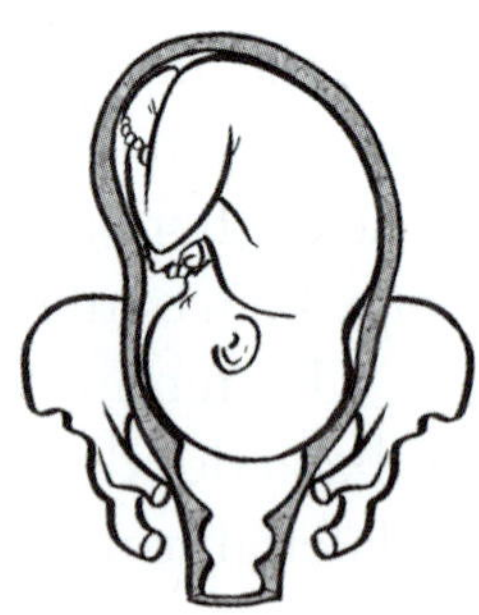

10 cm de dilatação

Convencendo seu bebê a nascer

Há ocasiões em que se torna necessário *induzir* o parto. Isso pode ser feito de diversas formas, e a decisão de fazê-lo deve ser programada com antecedência, já que a mãe deve ser internada na noite anterior ao parto. A decisão pela indução é feita por vários motivos, como contrações fracas, progresso lento e tempo de gestação (se já tiver passado a 40ª semana).

Mães de idade mais avançada podem ser levadas à indução, caso o médico tenha receio de um mau funcionamento da placenta (insuficiência placentária). Porém, na maioria dos casos, a indução só é decidida quando se verificam sinais de sofrimento fetal.

O médico poderá optar pelos supositórios vaginais de prostaglandina, que serão introduzidos no canal vaginal durante a noite, com a previsão da hora do parto para o início da manhã. É considerado o método mais confortável em comparação a outros que requerem gotejamento intravenoso.

A opção pela ruptura artificial das membranas, ou amniotomia, se dá normalmente quando se aproxima o término da gravidez. O risco de infecção é grande após o rompimento das membranas, por isso o prazo para que o bebê nasça após esse procedimento é de vinte e quatro horas. É por isso que muitas vezes o médico opta por combinar este método ao de gotejamento de oxitocina.

Um dos desconfortos desse método é que, logo após a ruptura das membranas, o parto torna-se mais intenso e rápido. Se o médico fizer a opção pela amniotomia, peça-lhe que se assegure de que o cordão umbilical não esteja envolvendo o pescoço do bebê. Isso porque a rapidez com que se dá o parto nessas condições pode ocasionar um aumento de pressão, afetando o fluxo de sangue do cordão até o bebê.

Induzindo com oxitocina

A oxitocina, um hormônio natural produzido pelo lobo posterior da hipófise no cérebro, é responsável pela estimulação do parto.

A “viagem” através da bacia

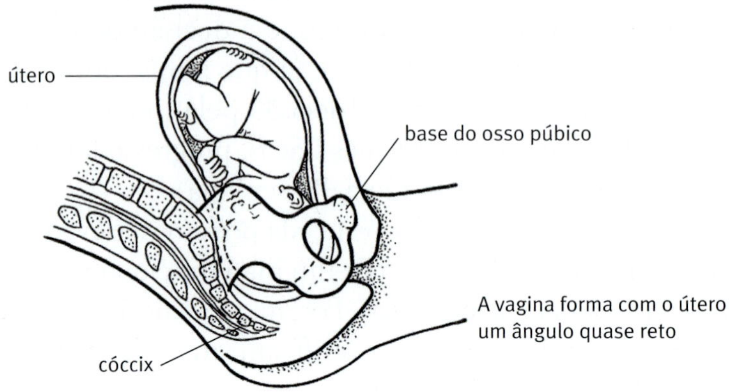

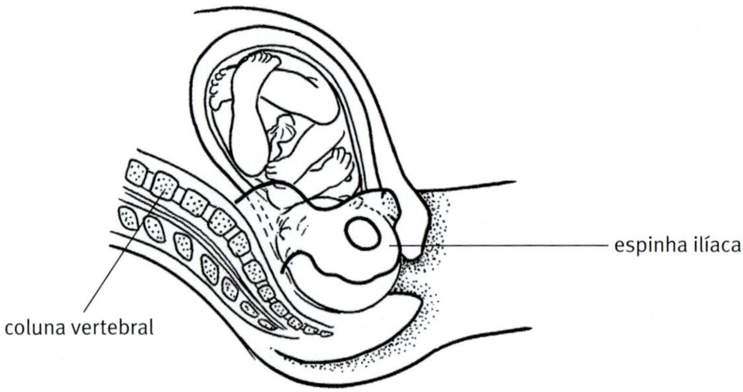

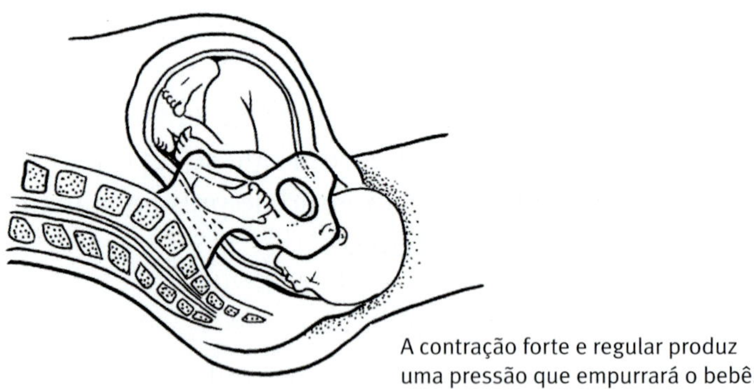

Sintetizada em laboratório, ela é introduzida no organismo por diversas maneiras, como na forma de pastilhas postas sob a língua, ou entre a bochecha e a gengiva, para que se desfaça lentamente. Pode ainda ser ministrada por via venosa, em um gotejamento constante e prolongado; a agulha só será retirada após o nascimento do bebê. O monitoramento do útero deverá ser mantido para assegurar-se de que continua em contração. Isso evitará o risco de hemorragia.

As contrações com um gotejamento de oxitocina, com frequência, podem se tornar mais fortes, prolongadas e dolorosas, e com períodos de relaxamento, entre uma e outra, mais curtos. Estudos apontam que isso pode ter algum efeito nocivo ao bebê, já que durante uma forte contração o fornecimento de sangue é temporariamente suspenso.

Mas é fundamental registrar-se que esse método de indução possui um índice de êxito em torno de 85%. O que significa que a decisão por esse meio deve estar cercada de todos os cuidados possíveis.

Cesariana

A cesariana *é* uma cirurgia. Não se trata aqui de tentar convencê-la de que a melhor opção é o parto normal, mas alertá-la sobre *todos* os aspectos que envolvem uma cesariana. Então, não pule esta parte, encha-se de coragem e vamos lá!

Como qualquer cirurgia, a cesariana irá requerer certos cuidados antes, durante e após a sua realização. Em geral é feita uma programação com algumas semanas de antecedência (cerca de duas a três). Na noite anterior, a parturiente deverá ser internada (ou não, dependendo do hospital e do médico), mas terá de, necessariamente, manter-se em jejum absoluto (ou seja, sem ingestão de sólidos e líquidos) de doze horas pelo menos.

A anestesia utilizada é a epidural[4], que possibilitará à par-

4. Segundo todos os estudos, é a anestesia que possibilita maior segurança ao bebê. É administrada por meio de uma seringa no espaço epidural, localizado entre as vérte-

turiente se manter consciente durante a intervenção e ver o bebê assim que for retirado de seu abdome. Sua participação nesse momento é fundamental para estabelecer o vínculo entre você e seu filho. Há também vários estudos que relacionam o reconhecimento do recém-nascido no momento de seu nascimento. Seus sentidos o alertam da presença da mãe, pois a voz, os batimentos cardíacos e o cheiro lhe são familiares. Além disso, são a única referência que esse pequenino ser terá ao ver-se livre da clausura do útero. A presença da mãe, nesses primeiros instantes, é vital para que ele estabeleça seu referencial e comece a se familiarizar com tudo à sua volta.

Em uma cesariana, o primeiro contato com seu filho vai depender das suas condições e das condições gerais do bebê – não se esquecendo também dos regulamentos do hospital. Algumas mulheres tomam a criança em seus braços ainda na sala de parto. No entanto, outras podem se sentir um tanto frustradas quando isso não se realiza, o que é bastante compreensível. Afinal, foi imensa a ansiedade da espera de nove meses, durante os quais a futura mamãe idealizou um momento íntimo com seu filho, colocando o bebê sobre o peito, aninhando-o e dizendo-lhe o quanto sonhou com aquilo. Infelizmente, às vezes, isso não é possível em uma cesariana.

Apesar de a operação durar cerca de quarenta e cinco minutos, o nascimento ocorre nos primeiros dez. O restante do tempo é utilizado para suturar a parede do útero e do abdome. Assim que o bebê é retirado do útero, pouquíssimos segundos são reservados a você para vê-lo. Embora espere retê-lo em seu peito, ele é levado para ser limpo e agasalhado. Muitos hospitais têm como rotina levar o bebê para o CTI do berçário, para que seja cuidadosamente avaliado seu estado geral.

Já no quarto, por causa da anestesia, a parturiente é aconselhada a manter-se deitada durante as próximas doze horas. Trata-se de um procedimento padrão para evitar mal-estar (tontura, vômi-

---

bras, nas costas. A analgesia dura cerca de duas horas, podendo ser reforçada, caso seja necessário.

tos etc.). Por isso, o bebê só será levado ao quarto após esse período (se for à noite, o encontro se dará na manhã do dia seguinte).

Um dia após a operação, a maioria das mulheres já se sente bem para se levantar. Sentar-se e receber o bebê para amamentá-lo será tão compensador que qualquer dor que você possa estar sentindo será logo esquecida e colocada de lado.

Escolha o melhor para você e seu bebê

Como já foi citado, não se trata de apologia ao parto natural, mas um alerta. Este livro se propõe a ser um guia para todas as mulheres, então não seria correto simplesmente excluir os riscos que advém de uma cesariana. O medo da dor é uma das razões que têm levado muitas mulheres a optar pela cesárea. Muitos obstetras evitam marcar data para o nascimento, optando por esperar que se inicie o processo evolutivo do parto (contrações, dilatação etc.), para que seja realizado no momento escolhido pelo bebê.

Em todo o mundo, os livros médicos citam a cesárea como uma opção a ser utilizada em caso de complicações no parto. Mesmo com o avanços tecnológicos da obstetrícia, os países europeus continuam a ter como primeira opção o parto normal. Cerca de 20% a 30% das francesas preferem o parto em casa, feito com a ajuda de uma parteira. Às inglesas são oferecidas escolhas como o parto natural, de cócoras e na água. Em todas as opções elas têm ainda cursos que irão prepará-las para cada modalidade.

A opção pela cesárea é reservada ao médico, que só a fará se perceber que há uma necessidade real. Nos demais países da Europa o procedimento é o mesmo, assim como no Japão. Isso porque trata-se de uma cirurgia de grande porte, que pode e deve ser evitada a todo custo.

No Brasil a opção parece ter se tornado banal, como a escolha por esta ou aquela roupa, este ou aquele carro. O medo que a mulher tem da dor do parto é injustificado, visto que o pós-operatório de uma cesárea será, invariavelmente, tão ou mais doloroso que as doze horas de trabalho de parto, com o agravante de durar, em média, uma semana. Detalhe: logo após o nascimento do bebê, a mulher que tenha dado preferência ao parto normal poderá sair sozinha de seu leito, segurar seu filho e dar-lhe o seio para mamar. Em uma cesárea, isso é impossível de acontecer.

Os motivos para uma cesárea

Fiz questão de realizar uma pesquisa para deixar registrados os principais motivos para se optar por uma cesariana.

- Placenta prévia (ver "Casos muito especiais").
- Desprendimento precoce da placenta da parede uterina.
- Sinais de sofrimento fetal profundo. São diversas as formas de verificação. Uma delas é a presença de certas substâncias no líquido amniótico que caracterizam o movimento intestinal; outra é a variação acentuada das ondas em cada contração, verificadas durante o monitoramento eletrônico.
- Necessidade de se fazer um parto de urgência. Isso ocorre com certa frequência em hospitais públicos, quando a parturiente chega prestes a dar à luz e, por não ter havido um acompanhamento pré-natal, as características de sua gestação são desconhecidas (posição do bebê, quantos são etc.).
- Desproporção cefalopélvica. Quando a cabeça do bebê é bem maior que a cavidade pélvica.
- Infecção uterina ou vaginal de qualquer tipo.
- Incompatibilidade séria do fator Rh.

Dando uma força

Durante muitos séculos, a utilização do fórceps foi o único método não natural utilizado para ajudar o bebê a nascer. Em razão da precariedade de seus recursos, até a metade do século XX as pessoas passaram a associá-lo a um método arcaico e causador de deformações no bebê.

Com o avanço da obstetrícia e a possibilidade de se recorrer à cesariana para os casos de alto risco, o uso do fórceps foi sendo reduzido até sua quase extinção.

Há apenas poucas décadas, ele voltou a ser utilizado como um meio de ajudar o bebê em sua luta para vir à luz. O fórceps moderno é um instrumento adaptado para o formato da cabeça do bebê, que simplesmente a envolve – sem causar pressão alguma sobre o frágil crânio –, conduzindo a criança para fora.

Seu uso se restringe ao momento em que o colo uterino está totalmente dilatado e a cabeça do bebê já se encontra encaixada na pélvis, mas não conseguiu avançar mais.

Em prematuros, o uso do fórceps é considerado quase uma rotina, pois protege a cabeça da forte pressão exercida pelo canal do parto.

TABELA DE APGAR[5]
(estado de saúde em que o bebê nasce)

Pontos	0	1	2
Frequência cardíaca	Ausente.	← 100	→ 100
Respiração	Ausente.	Fraca, irregular.	Choro forte.
Tônus muscular	Flácido.	Flexões em extremidades.	Movimentação ativa.
Irritabilidade reflexa	Sem resposta.	Resposta moderada.	Reposta intensa.
Cor	Azul-pálido.	Rosado, extremidades azuis.	Totalmente rosado.

5. Este índice foi criado por uma anestesista inglesa, Dra. Virgínia Apgar, na década de 50. É o método mais comumente empregado para avaliar o ajuste imediato do recém-nascido à vida extrauterina, avaliando suas condições de vitalidade.

Posições do bebê no útero materno

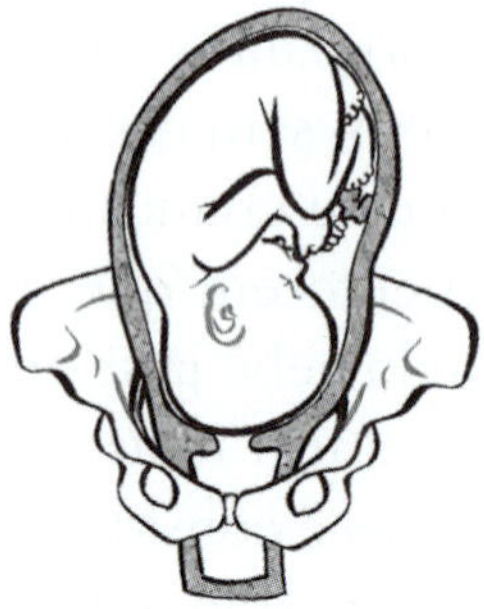

occipital anterior direita

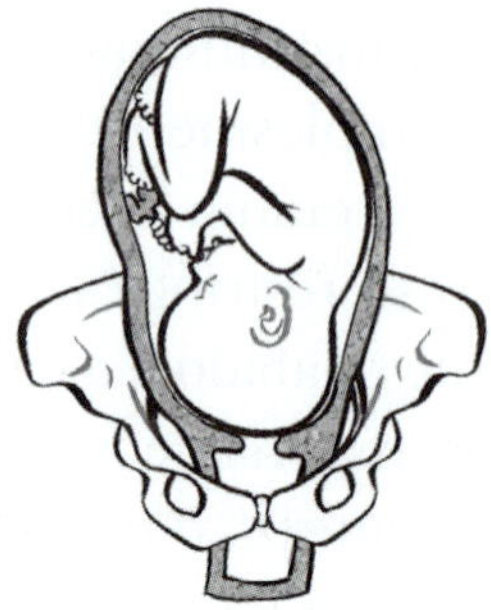

occipital anterior esquerda

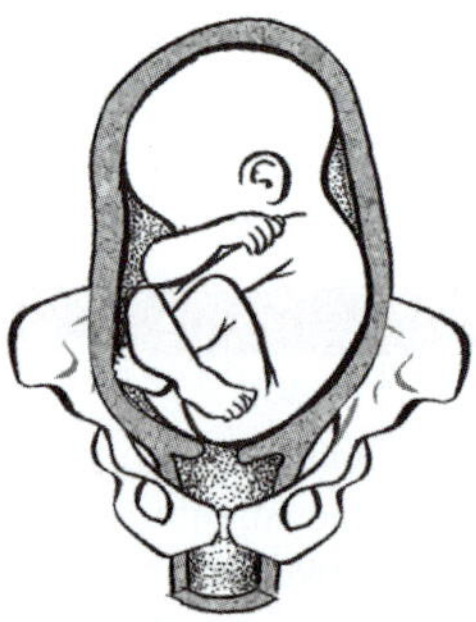

podálica completa

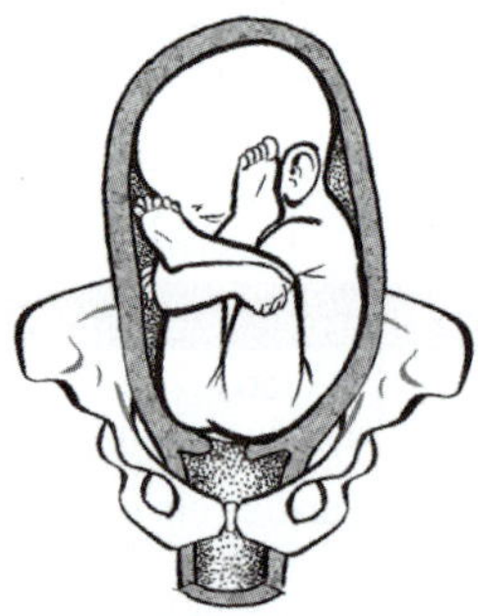

podálica incompleta

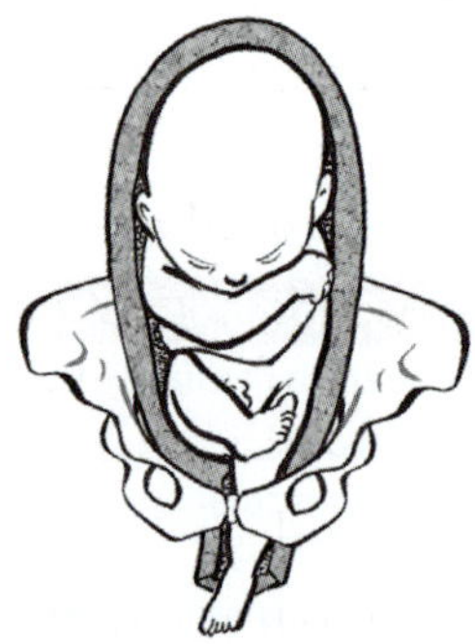

podálica incompleta

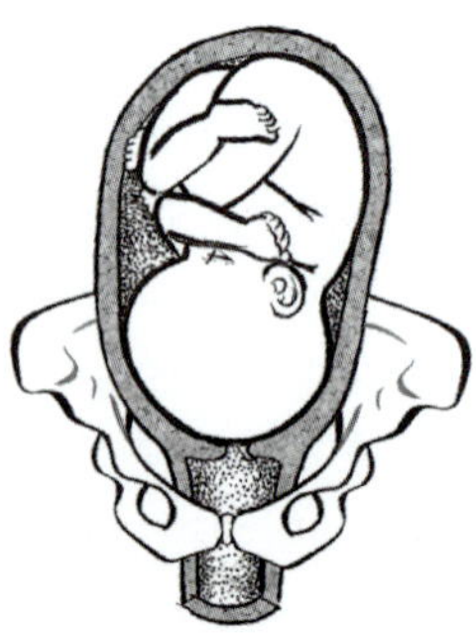

occipital posterior esquerda

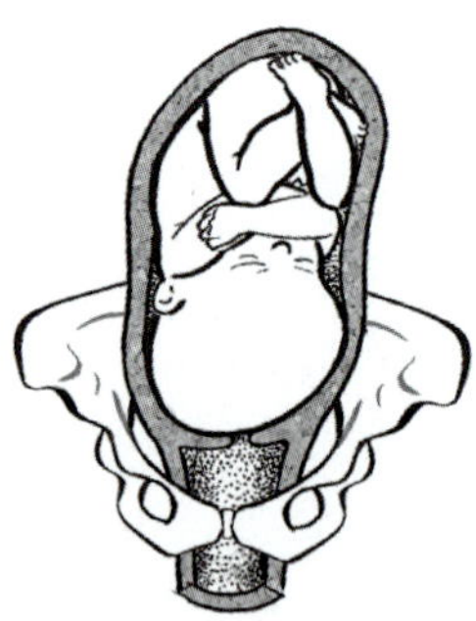

occipital posterior direita

Parto humanizado

Liberdade de escolha desde o pré-natal

Muito se tem falado sobre o parto humanizado. Ao contrário do que parece, não se trata de um novo método ou tipo de parto.

Humanizar o parto é dar liberdade de escolha para a mulher desde o pré-natal, promovendo condições para que ela se sinta de fato amparada física e emocionalmente.

O médico e a instituição hospitalar devem dar condições e suporte à grávida para que ela possa escolher onde ter o bebê, tendo garantida a presença de um acompanhante durante o trabalho de parto, o direito de ser bem atendida, amamentar na primeira meia hora de vida do bebê, ter liberdade de escolha quanto à posição de parir e à movimentação durante o trabalho de parto, e até mesmo de ter ou não bloqueio anestésico.

Tanto em um parto natural (sem analgesia) quanto num parto normal com analgesia para aliviar a dor, e até mesmo quando a cesárea tem indicação, o parto pode e deve ser humanizado, respeitando a liberdade de escolha da futura mamãe.

Vários estudos provaram há muito tempo que a mulher deve ter liberdade de posição e movimentação durante todo o trabalho de parto, e revelaram também a importância comprovada da presença de um acompanhante, que traz mais segurança e apoio emocional à parturiente.

A humanização do parto é algo tão importante que algumas maternidades particulares estão criando espaços especiais. Um exemplo é o Labour Delivery Room[6], local exclusivo criado por algumas maternidades em São Paulo que reproduz um ambiente não hospitalar, isto é, a grávida pode ter seu filho num ambiente que se aproxima ao da sua própria casa, porém com a segurança de um centro cirúrgico e uma UTI neonatal a postos para qualquer intercorrência que possa ocorrer com a mãe ou o bebê. Esse

6. Labour Delivery Room: conhecido pela sigla LDR – serviço oferecido nas maternidades Santa Joana/Pró-Matre, em São Paulo.

local está todo preparado para que a mãe se sinta confortável, podendo andar, se movimentar, receber massagens e manobras de relaxamento, e até mesmo aliviar o incômodo das contrações na banheira ou no chuveiro. Os especialistas asseguram que a água em temperatura morna proporciona um relaxamento da musculatura uterina, facilitando o trabalho de parto. Além disso, a pressão da água sobre o abdome ajuda a minimizar a intensidade da dor.

Todas essas iniciativas têm como objetivo dar liberdade para que a mulher possa parir da forma mais confortável possível e de acordo com suas convicções, mas com segurança e atendimento eficientes.

Uma boa dica é procurar instituições e especialistas que prezam pela humanização, desde o pré-natal.

Casos muito especiais

Quando nem tudo vai bem

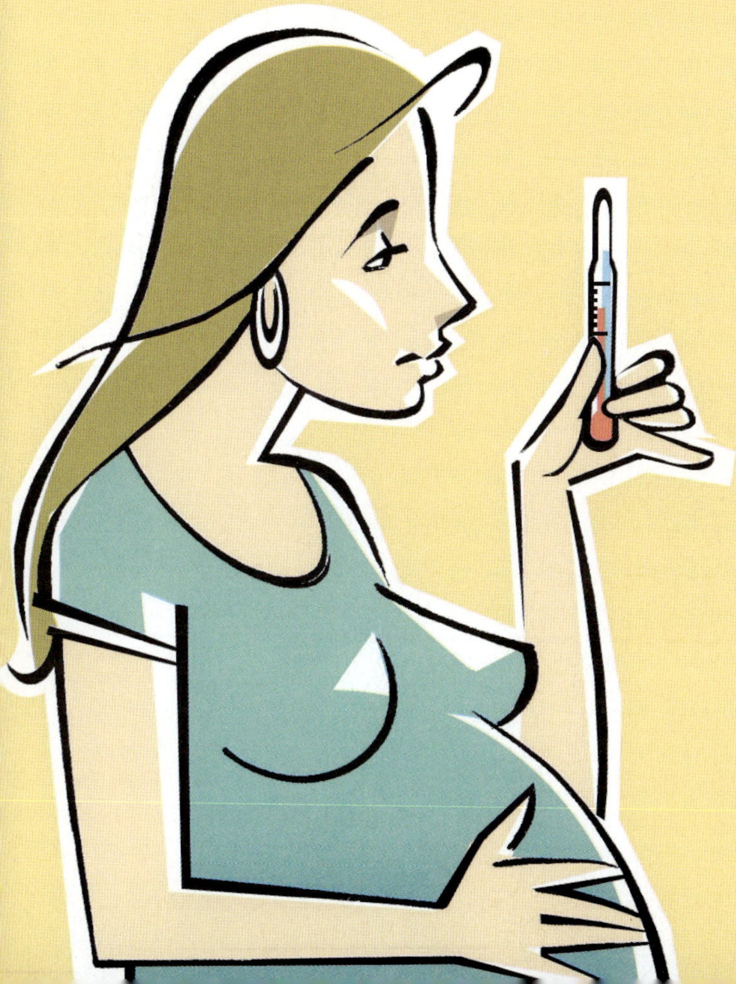

Este capítulo vai tratar dos aspectos mais importantes de alguns casos, em que a gestante precisa receber uma atenção especial. Mais do que somente falar sobre eles, é preciso ressaltar que, mesmo necessitando de cuidados especiais, a gestação pode transcorrer normalmente, desde que se mantenha a mente tranquila.

Quem estiver passando por uma situação que não se enquadra nos padrões *normais* deve simplesmente relaxar e lembrar-se de que cada bebê é único – cada um é diferente do outro –, do mesmo modo que nós, as mães, também somos.

Na realidade, o índice de gestantes que conseguem ter uma gravidez *perfeita* do início ao fim é menor do que se poderia supor à primeira vista. Portanto, alguns *obstáculos* no transcorrer do processo serão somente um ponto a se transpor.

Alerta amarelo!

São comuns os sintomas que antecedem o momento do parto – já bem conhecidos e largamente descritos em trabalhos científicos e livros. Mas existem alguns que devem ser observados durante a gestação, que podem significar um aviso de que algo pode não estar assim tão bem.

Portanto, se alguma das ocorrências descritas abaixo for notada, procure seu médico e certifique-se de que a causa está sob controle:

- sangramento vaginal em qualquer etapa da gravidez;
- dor abdominal;
- náuseas repetidas ou vômitos sem motivo aparente;
- febre acima de 37,8 °C;
- redução, sem motivo aparente, da vontade de urinar por um período superior a vinte e quatro horas;
- a partir da 30ª semana, ausência de movimentos fetais por um período superior a vinte e quatro horas;
- inchaço excessivo dos tornozelos, dedos ou do rosto;
- visão turva ou nublada;
- cefaleia ininterrupta, que não cessa mesmo após longo repouso.

Todos esses alertas podem estar ligados a outros aspectos *especiais* que serão descritos a seguir.

Placenta prévia

À medida que vai se desenvolvendo, a placenta adere à parte superior da parede uterina. Porém às vezes a placenta adere a uma parte do segmento inferior do útero. A isso chamamos de placenta prévia.

A cada cem gestações ocorre, em média, um caso de placenta prévia, e por motivo desconhecido. Já no primeiro ultrassom ela pode ser detectada, e no decorrer da gestação o médico pode monitorá-la para avaliar a situação. A confirmação definitiva da existência do problema se dá por volta da 28ª semana, quando o médico já terá um diagnóstico preciso do método a ser empregado no parto para evitar qualquer complicação.

Se a placenta estiver demasiado baixa no útero, poderá ocorrer uma hemorragia mais intensa antes do início do parto e imediatamente após. Os casos mais graves podem requerer a internação da mãe assim que se completar a 32ª semana.

Diabetes

Em geral, a mulher diabética costuma ter uma gestação bem próxima da normalidade. Isso ocorre quando a diabetes é fato de conhecimento prévio e é mantida sob controle rigoroso. Entretanto, há situações em que a diabetes só é detectada após algum tempo de gestação e já se encontra com taxa superior à recomendada. Nesses casos, o médico irá avaliar o quadro com maior atenção.

Mas a principal interessada, a gestante, deve buscar um controle ainda mais rigoroso, tanto na dieta como nas condições gerais de sua saúde. O risco maior é a pré-eclâmpsia (maiores detalhes mais adiante), que também que pode ser contornada com segurança.

Um dos principais problemas é a possibilidade de ocorrência de diabetes gestacional (DG). A gestante que tiver um ganho de peso excessivo e aquela que mostrava excesso de peso desde antes da gravidez correm o risco de desenvolver a disfunção. A diabetes gestacional caracteriza-se por uma elevação nos níveis de açúcar no sangue. Mulheres que possuem histórico de diabetes na família, diabetes gestacional anterior, pré-eclâmpsia, hipertensão e filhos nascidos com peso acima de 4 kg em gestações anteriores correm maior risco de desenvolver a doença.

Recomenda-se que toda gestante faça um teste entre a 24ª e a 28ª semana para verificação. As mulheres com DG correm maior risco de sofrer abortos, pré-eclâmpsia e dar à luz um bebê com malformações. O bebê pode ainda nascer com hipoglicemia (baixo nível de açúcar) ou ter queda nos níveis de cálcio no pós-parto.

Se ocorrer a diabetes, a principal recomendação é que a gestante faça uma dieta especial, apropriada ao seu caso, e use insulina. *Em hipótese alguma a gestante pode fazer uso de comprimidos ou chás para diabetes.*

Sangramentos

As hemorragias pré-parto podem ser a indicação de problemas mais graves. Ocorrem, em geral, após a 28ª semana, decorrentes da placenta prévia ou do deslocamento prematuro do bebê. Em ambos os casos é possível tomar medidas preventivas, desde que detectadas rapidamente.

A recomendação é quase sempre de que a gestante se abstenha de todo e qualquer esforço durante as quarenta e oito horas seguintes, repousando e mantendo as energias para alguma eventualidade.

Hemorragias que ocorrem antes da 28ª semana podem significar um alerta quanto a um possível aborto espontâneo. Nesse caso é mais seguro notificar seu médico e realizar exames mais apurados para diagnosticar a causa de forma efetiva e segura.

Cardiopatia

A presença de alguma anormalidade cardíaca na mulher não significa necessariamente um empecilho à gravidez. Na grande maioria dos casos, a gestação transcorre sem problemas, mas requer uma grande atenção quanto aos esforços para não sobrecarregar o coração. O médico irá recomendar uma ou duas sestas diárias. Além disso, é preciso cuidar para que o sono, durante à noite, seja superior a doze horas. Qualquer aumento de temperatura e inchaço nas extremidades deve ser notificado sem demora.

Hipertensão

Assim como a cardiopatia, a hipertensão não é mais um motivo para que a mulher se abstenha de engravidar. Sob um rigoroso controle, qualquer mulher que sofra de hipertensão pode ter uma gravidez bem próxima dos padrões normais.

O motivo para a preocupação se deve ao fato de que durante a gestação a mulher tem um aumento significativo em sua pressão arterial. O aumento da pressão no final da gravidez pode ser um sinal de pré-eclâmpsia (veja mais adiante, em detalhes).

A recomendação é a mesma: repouso e controle na dieta, e qualquer anormalidade deve ser notificada ao médico e verificada.

Gêmeos

A gravidez gemelar já deixou de ser um caso especial para se tornar rotina em muitos hospitais. Mas ainda requer muita atenção, pois a quantidade de sangue a circular, assim como os cuidados com dois (ou três, quatro ou até mais) organismos dentro de um único exigem zelosa monitoração.

Com a avanço científico na reprodução humana, é bastante comum a ocorrência de gêmeos e trigêmeos ao se recorrer à inseminação artificial ou à inseminação *in vitro*. Pessoalmente, tive o prazer de acompanhar a gravidez de uma amiga que teve trigêmeas. Embora não seja comum, as menininhas nasceram com quase oito meses, com cerca de 1,2 kg cada. A mãe, orgulhosa, conseguiu manter a tranquilidade desde o momento em que se confirmou a gravidez múltipla (por volta da 8ª semana) até o parto.

E isso é possível a qualquer mulher, desde que bem assessorada e orientada.

Uma vez que o espaço para um bebê já é bastante reduzido no útero, para dois ou três acaba por se tornar ínfimo. Portanto, os bebês irão exercer grande pressão sobre os seus órgãos internos. Você pode ajudar em muito nesse processo, ingerindo menor quantidade de alimento em mais vezes. Muito cuidado com a postura e com o aumento exagerado de peso.

Concepção de gêmeos

Gêmeos homozigotos

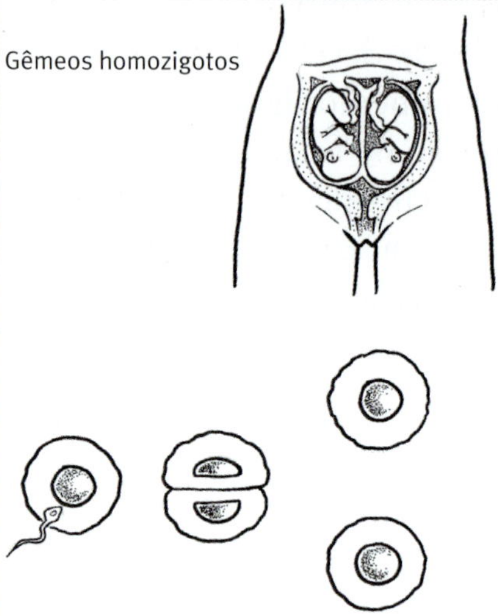

Um só óvulo é fecundado, duplica-se e divide-se em dois.

Gêmeos heterozigotos

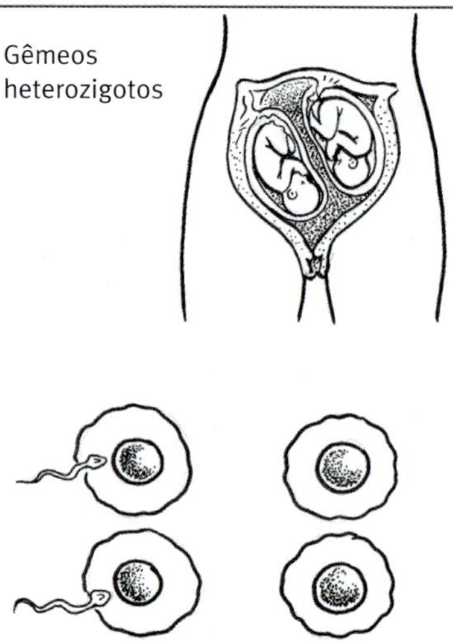

Dois óvulos são fecundados, formando dois indivíduos.

Aborto espontâneo

Mulheres que têm histórico de aborto espontâneo devem redobrar os cuidados, sendo bastante rigorosas. O índice de ocorrência é mais comum do que se pensa: um em cada dez, com probabilidades maiores se se tratar de primeira gravidez.

Algumas especulações sobre esse tipo de ocorrência:

- um útero jovem ainda não amadurecido, que necessita de *ensaio* preliminar para conseguir levar uma gravidez até o fim;
- um possível *defeito* no espermatozoide ou no óvulo que levaria à geração de uma anormalidade fetal;
- tipo de sangue incompatível que produziria anticorpos contra o sangue do pai, causando a morte do feto;
- deficiência hormonal que determina a incapacidade do revestimento uterino para sustentar e nutrir o feto em desenvolvimento;
- problema anatômico no útero, que não possuiria a forma adequada para manter a gestação segura até o seu final;
- insuficiência da placenta, seu mau funcionamento ou malformação (ou ainda sua aderência em local de risco, como a placenta prévia);
- diabetes de alta taxa.

Como pode ocorrer. Geralmente o aborto espontâneo é precedido de sangramento vaginal. Pode ou não ser acompanhado de cólicas (como as menstruais). Nem sempre o sangramento é indício de aborto iminente, mas, como não há meios de saber disso com segurança, o melhor é comunicar seu médico.

O que fazer. Deite-se e repouse. Mantenha a calma. (Embora eu saiba o quanto é difícil, como passei por essa situação, sei que nesses momentos a calma é nossa melhor aliada.) Se coágulos e membranas forem expulsos com o sangramento, recolha-os em um recipiente limpo para que seu médico possa analisá-los. Nenhum medicamento deve ser ingerido nesse momento. Ao deitar-se, dispense os travesseiros, e se a hemorragia se intensificar procure manter o ambiente frio.

Passado o susto, mesmo que o médico não faça a recomendação, mantenha-se em repouso absoluto durante quarenta e oito horas. Restrinja as atividades extenuantes, ou que necessitem de muita atividade intelectual (que causem estresse), e, até que se complete a 14ª semana, abstenha-se até mesmo das relações sexuais.

Pré-eclâmpsia

Trata-se de um quadro em que a gestante tem sua pressão arterial em constante aumento, o que implica risco ao bebê e à vida da mãe. Raramente ocorre antes de se completar a 20ª semana, e sua causa é desconhecida. Muitas vezes, mulheres com pressão arterial normal podem desenvolver uma gravidez com tendência à pré-eclâmpsia, enquanto outras, que são hipertensas, nada sofrem.

Quando ocorre, a pré-eclâmpsia causa dores de cabeça contínuas, distúrbios na visão, debilidade mental e, em casos mais extremos, convulsões. Pode causar ainda partos prematuros.

O único tratamento é o preventivo. Uma vez desenvolvida a pré-eclâmpsia, a gestante deverá manter repouso absoluto (às vezes é até recomendada a internação hospitalar para um melhor acompanhamento). Serão administrados sedativos leves e seguros, e será feito o controle das funções renais e da pressão sanguínea.

Indícios de pré-eclâmpsia:

- pressão sanguínea elevada;
- presença de proteína na urina, o que significa lesão nos rins;
- inchaço nas extremidades (mãos, pés e tornozelos);
- aumento excessivo de peso.

Fator Rh incompatível

A eritroblastose fetal, ou incompatibilidade do fator Rh, é uma ocorrência bastante comum que durante décadas foi motivo de tristeza para muitas famílias. Isso porque, com as condições tecnológicas então existentes, a medicina pouco ou nada podia fazer para evitá-la.

Atualmente não existe mais motivo algum para alarme, pois a medicina já dispõe de recursos para detectar a ocorrência com muita antecedência e segurança. A administração do soro anti-Rh no momento do nascimento evita, por exemplo, a necessidade de se realizar a transfusão total de sangue do bebê.

Ter o fator Rh negativo significa que a substância Rh está totalmente ausente no sangue da pessoa. O fator Rh positivo é muito mais comum que o negativo (cerca de 80% da população tem Rh positivo). A troca de sangue entre mãe e filho durante a gestação ocasiona o surgimento de anticorpos no sangue da mãe (anti-Rh), que entram na corrente sanguínea do bebê destruindo o fator Rh positivo.

A ocorrência da eritroblastose fetal no primeiro filho é raro, pois trata-se da primeira vez que a mãe se expõe ao Rh positivo, mas o perigo aumentará nas gestações futuras. Por isso, no caso de um segundo filho de mãe com Rh negativo, o médico já inicia os procedimentos preventivos no começo da gravidez.

Mãe Rh$^-$
Se a criança for Rh$^+$, o sangue da mãe produz anticorpos.

Primeira gravidez
Mãe Rh$^-$ / Feto Rh$^+$
No momento do parto, alguns glóbulos podem passar para a mãe, que produzirá anticorpos que destroem o Rh$^+$.

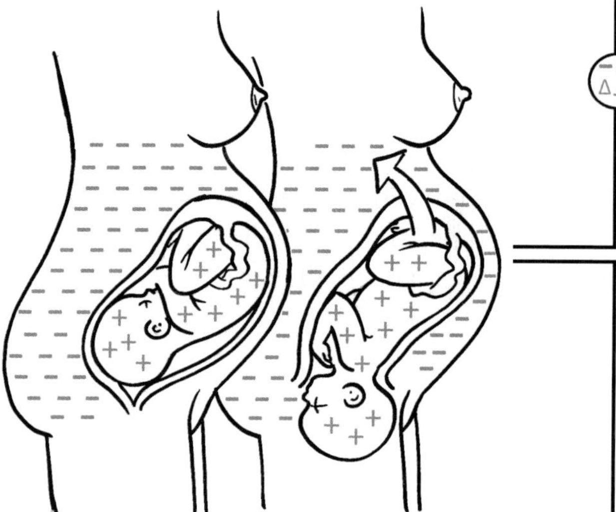

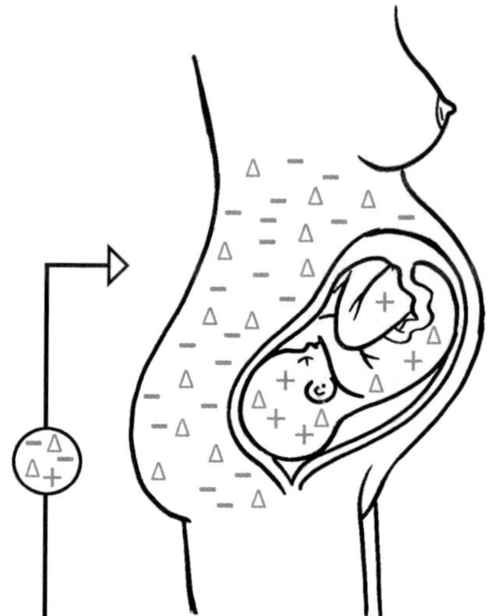

Nas próximas gestações, os anticorpos que foram produzidos na primeira gravidez podem atravessar a placenta.
Se o bebê for Rh$^+$, o sangue será danificado pelos anticorpos maternos.

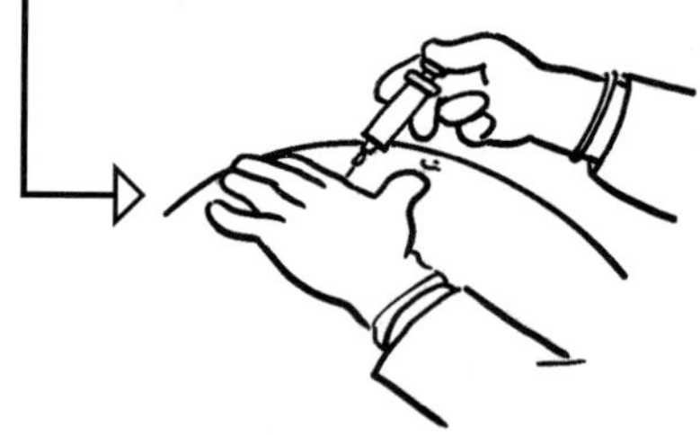

LEGENDA

Rh$^-$ Rh$^+$ Anticorpos

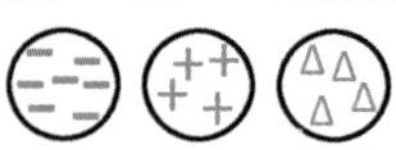

Após o parto é injetado na mãe o fator Rh$^-$, que previne a formação de anticorpos contra o sangue fator Rh$^+$.

Amamentação

Uma troca de amor sem fim

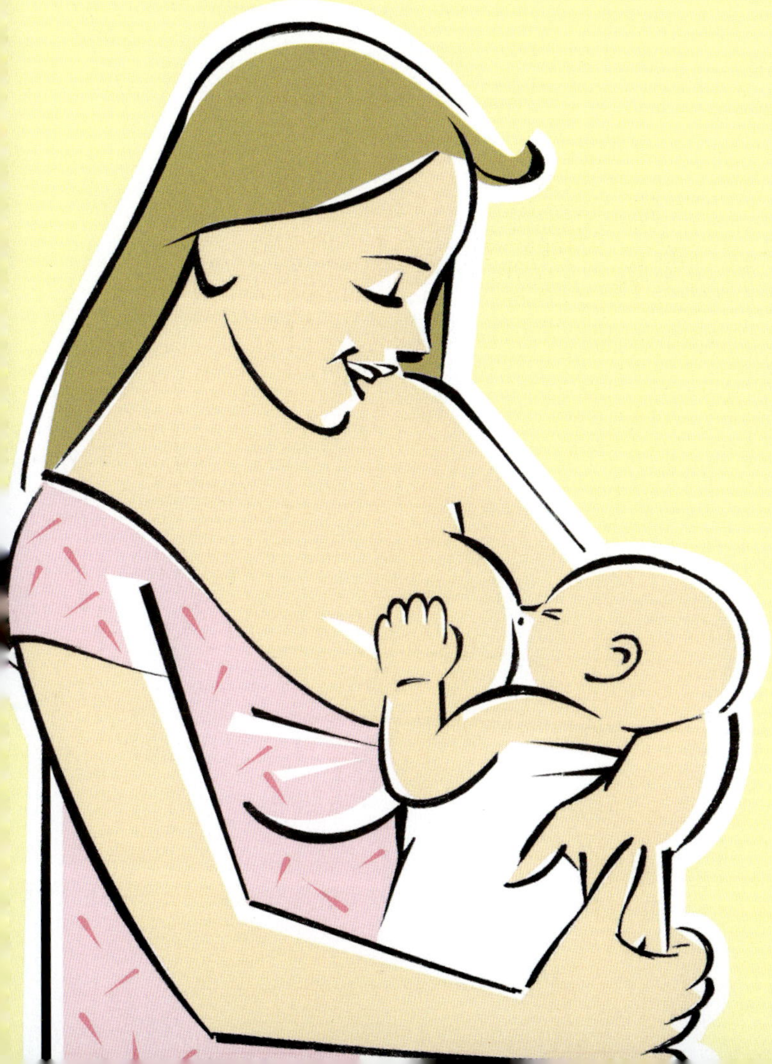

Enfim, o momento tão almejado nos últimos nove meses chegou. Mas é importante que se ressalte que nem sempre o leite chega junto com o bebê. Existem diversos casos em que é preciso muita paciência. A natureza é prodigiosa e ofereceu a todas as mulheres igualdade de condições.

Assim como muitas, o meu leite também não desceu no primeiro momento. Mas assim como eu, você também vai conseguir!

Motivos não lhe faltam; afinal, está mais do que provado que o leite materno dá ao bebê anticorpos importantes contra uma série de doenças. Bebês que foram amamentados no peito têm menos doenças de ouvido, menos infecções respiratórias e menos alergias que os alimentados com mamadeira. A mãe também se beneficia: o ato de amamentar diminui as chances de ter câncer de mama e acelera o processo de perda de peso após a gestação.

E se precisasse de mais um motivo, os momentos íntimos partilhados com seu bebê irão ajudá-la a estreitar os insubstituíveis laços afetivos entre você e seu filho. Isso significa que oferecer seu peito a ele forma um ponto de apoio com o mundo exterior, um lugar estranho, de cores e cheiros muito diferentes do que aquele a que o bebê estava acostumado. Os meses no *paraíso* de seu ventre são passado agora. Ele precisa de sua ajuda para se adaptar a esse novo hábitat.

Até agora seu filho tinha você como seu ponto de referência. O cordão umbilical supria todas as suas necessidades, sem que precisasse pedir. Doravante, porém, ele terá de aprender a *reivindicar* seus desejos. Por isso o bebê chora à toa. Por fome, sede, frio, calor, ou simplesmente pedindo carinho.

Basta lembrar-se de que o bebê é um ser que vai precisar de você para tudo, e esse contato que você irá oferecer por meio de seu peito será como um oásis em meio a um deserto de dúvidas e incertezas que é sua linda cabecinha.

E por falar em cabecinha, estudos recentes têm buscado comprovar a relação do leite materno com o desenvolvimento da inteligência. Cientistas da Nova Zelândia acompanharam um grupo de mil crianças entre 8 e 18 anos, e verificaram que as que mamaram no peito por um período superior a oito meses apresentaram um QI mais alto na fase entre 8 e 9 anos. Nos Estados Unidos a conclusão foi quase a mesma após se comparar o desenvolvimento de crianças que foram amamentadas no peito a outras que foram alimentadas com outro tipo de leite.

Embora nenhum dos estudiosos envolvidos saiba dizer com precisão o que faz com que o leite materno seja tão bom para os bebês, sabe-se com certeza absoluta que se trata do melhor alimento possível para o ser humano recém-nascido.

Além de ser tão bom, é prático: já vem na temperatura ideal, não é preciso ferver para higienizá-lo, e é fonte de todos os nutrientes essenciais. Some a tudo isso o aconchego ao peito. Tão importante quanto a amamentação, o contato com o bebê proporciona uma gostosa sensação de segurança. Portanto, não fique tão ansiosa na primeira tentativa. Se o bebê não demonstrar interesse em mamar, espere que ele se recupere do parto, e mantenha-se plena, pois nos primeiros dias as necessidades nutricionais dos recém-nascidos são bem pequenas.

Nessas primeiras horas, concentre-se na troca de carinho, procurando acalmá-lo. Juntos vocês descobrirão a melhor maneira de realizar a tarefa da mamada. Ofereça a ele o seio, colocando o mamilo em sua boca naturalmente. Esse momento tem de ser calmo e íntimo. É uma coisa só entre você e o bebê. O resto ficará a cargo da própria natureza. O bebê nasce com o instinto da sucção – no útero ele sugava o dedo, lembra? –; isso o tranquiliza. É por esse motivo que muitas mães preferem dar a chupeta a seus bebês, pois ela os condiciona a um ritmo lento no reflexo de sucção. Mas têm seus inconvenientes (veja mais adiante 'O que evitar?').

IMPORTANTE: como o ato de sugar o peito requer do bebê um esforço muito maior que o bico da mamadeira, o uso da mamadeira deve ser restringido ao máximo para que ele se habitue a mamar no peito. Alguns hospitais oferecem os serviços de especialistas em lactação, que poderão acompanhá-la e orientá-la na primeira mamada.

O que fazer?

Relaxe. Se você gosta de música, leve para a maternidade aquelas que lhe proporcionem boas lembranças, ou música instrumental (*new age*, clássica, canções de ninar etc.).

Procure ficar a sós com o seu bebê nas primeiras mamadas. Estabeleça um vínculo com ele, falando com o bebê com suavidade. Caso esteja com visitantes no quarto, peça delicadamente que se ausentem por alguns minutos antes de iniciar a amamentação.

O alojamento conjunto provou ser o ideal tanto para a mãe como para o bebê, pois, estando os dois próximos, cada um poderá estabelecer o ritmo que desejar para a amamentação. Alguns hospitais que adotam esse tipo de alojamento impõem limite ao número de visitantes, com o objetivo de oferecer um ambiente mais propício à calma e tranquilidade, facilitando a mamada.

A decisão pelo alojamento conjunto deve ser bem avaliada, pois nesse caso o bebê ficará somente sob seus cuidados, dependendo totalmente de você. Se não se sentir segura o suficiente para optar por esse tipo de acomodação, informe-se se o berçário tem atendentes suficientes e solícitas que saibam perceber quando o bebê está com fome para trazê-lo imediatamente para a mamada.

Use sutiãs especiais para a amamentação, que evitem que o peso da mama cause desconforto.

O que evitar?

Não se envolva em situações de estresse, como, por exemplo, detalhes sobre a conta do hospital.

Exija um quarto tranquilo, sem muita movimentação. O estado emocional da mãe é facilmente captado pelo bebê, deixando-o agitado e tenso, caso haja estresse.

Nunca tente amamentar seu bebê se ele estiver chorando. As primeiras mamadas são tarefas difíceis para ambos, mas, se os dois se mantiverem calmos – em especial seu filho –, elas se tornarão infinitamente mais fáceis. Espere até que ele se acalme para então oferecer o peito.

Se o bebê estiver dormindo, deixe-o sossegado, a não ser que ele esteja separado de você e seja hora da mamada. Nesse caso, carinhosamente tente despertá-lo.

A chupeta é um artifício imediato. No entanto seu uso pode causar consequências prejudiciais à boa formação da dentição, como mordida aberta, dentes saltados, mastigação deficitária etc. (ver "Odontologia na gravidez"). Caso seja estritamente necessário, restrinja seu uso à hora de dormir e habitue-se a retirá-la assim que o bebê pegar no sono.

Dicas para amamentação

- Nas primeiras mamadas, prefira ficar sentada em uma poltrona ou cadeira que tenham apoio para os braços e escolha a posição mais cômoda para você e seu bebê (observe as fotos).
- Comece com a mama oferecida por último na mamada anterior, pois ela é a que estará mais cheia.
- Segure a mama com a mão em concha ou tesoura aberta, mantendo a boca do bebê na mesma direção do mamilo.
- Aproxime o mamilo do rostinho dele, passando-o levemente pela boca. Isso fará com que o bebê volte a boca para onde está o peito.
- Não o force a pegar o mamilo, deixe-o tomar a iniciativa.
- Assegure-se de que, quando o bebê aceitar o peito, tanto mamilo como aréola estejam dentro de sua boca. Se o deixar sugar somente o mamilo, você terá problemas, pois isso causará dor e fissuras na pele, com grande risco de dificultar a próxima mamada.
- Não deixe o seio sobre o rostinho dele. Use um sutiã apropriado e ajude-o, segurando firmemente o seio, evitando assim que comprima o pequeno nariz e dificulte a respiração da criança.
- Muitas vezes o bebê para de mamar e mantém o bico em sua boca. Tenha cuidado ao tentar retirá-lo. Utilize seu dedo para isso, pois, se for retirando de forma brusca, o mamilo poderá se ferir. E isso dói muito, pode ter certeza!
- Se o seu médico a orientou sobre o uso de cremes para proteger o mamilo, não se esqueça de realizar a higiene local com um algodão embebido em água morna para retirar totalmente o medicamento antes de dar de mamar.
- Utilize o próprio leite no mamilo para fortalecer essa região.
- O período de amamentação recomendado pela Organização Mundial de Saúde é de seis meses, e a partir daí

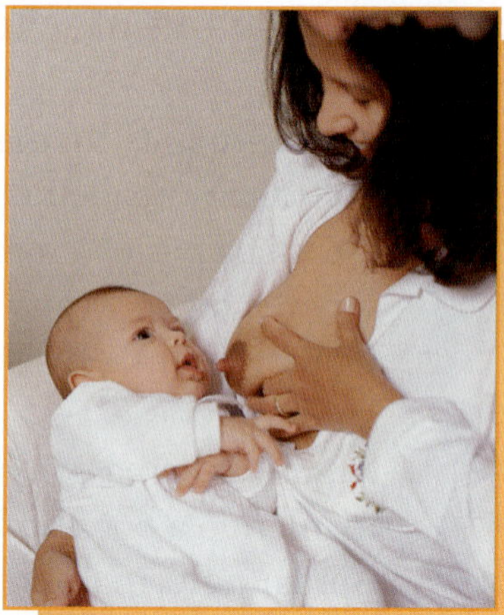

É importante apresentar
o seio ao bebê.

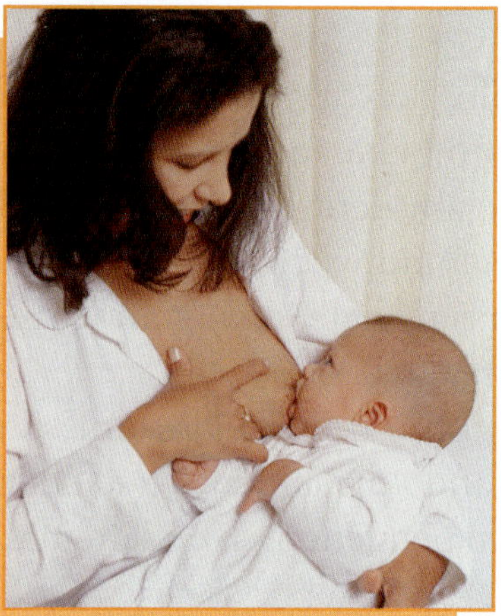

Segure-o com os dedos para ficar em melhor posição para sucção.

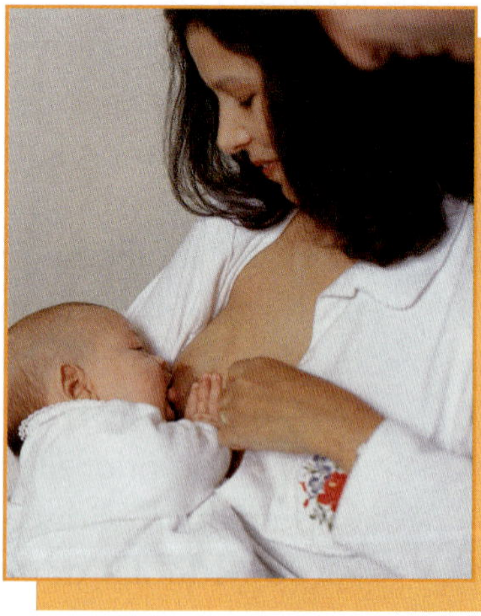

Com o tempo a criança aprende
a segurar o seio.

deve-se iniciar a introdução de outros alimentos, mantendo o aleitamento até os dois anos.
- Os sinais indicativos de mamada correta são boca aberta pegando a maior parte da aréola; quando se pode ouvir o bebê engolir; movimentos regulares. O queixo movimenta-se para a frente e para trás; e a mamada não pode fazer barulho.

Colostro

Nas primeiras tentativas de mamar do bebê, o que ele realmente irá sugar é o colostro, o líquido que surge antes do leite maduro. Esse líquido, de coloração levemente amarela parecendo água, é o alimento perfeito para os primeiros dias, pois possui a medida certa de substâncias ideais para o delicado aparelho digestivo do recém-nascido. Logo em seguida, o organismo da mãe começa a produção do leite propriamente dito. Essa *fábrica* maravilhosa – as glândulas mamárias – fará com que os seios se enrijeçam, fiquem doloridos e inchados. Assim que se estabelecer o período ideal de intervalo, como um *cronômetro*, as mamas se encherão de leite. É como se fosse mágica!

Quando suas mamas estiverem *cheias* você verá que é bastante difícil para o bebê segurar o bico. Trata-se de um momento crucial. Eu me lembro de ter suado frio durante vários minutos até que – enfim! – consegui dar meu leite ao meu bebê. Pode parecer impossível nos primeiros dias, mas não se preocupe, pois essa insegurança não costuma estender-se por muito tempo.

Aliviando os sintomas

- Amamente seu bebê mais vezes e com intervalos menores.
- Evite pular as mamadas (seja pela dor, seja pelo horário).

- Use sempre os dois seios na mamada (mesmo que ele não consiga tomar tudo, intercale alguns minutos em cada seio. Com o tempo você produzirá a quantidade exata de leite para o seu bebê).
- Caso o seio esteja muito endurecido, retire manualmente um pouco antes de oferecê-lo ao bebê – existem diversas formas de fazer isso, e até mesmo instrumentos à venda para esse fim. Assim será mais fácil e menos dolorido amamentar.
- Use compressas mornas ou duchas quentes, seguidas de drenagem linfática manual (massagens circulares nas mamas). Isso ajudará a aliviar o desconforto, além de estimular o escoamento natural do leite.
- Para limpeza da mama, use apenas água morna.
- Os seios devem ser mantidos sempre secos.
- Use sutiãs adequados para amamentação, de preferência feitos com algodão.
- Após a mamada, use seu próprio leite nos mamilos. Isso ajudará a fortalecer e cicatrizar essa região.

Esses são cuidados muito importantes, pois irão prevenir o surgimento de algum possível processo inflamatório, que, em muitos casos, pode evoluir para um aumento das cadeias ganglionares, geralmente nas axilares, ou acarretar a obstrução dos canais galactóforos (por onde sai o leite) impedindo o aleitamento, podendo até levar a uma infecção (mastite).

Ao sentir desconforto ou observar qualquer alteração, não deixe de procurar seu médico e informar os sintomas para que ele possa orientá-la corretamente sobre como proceder.

E quando são dois?

Cinquenta anos atrás, o nascimento de gêmeos era quase sempre uma surpresa. Isso porque havia poucos métodos disponíveis para prever tal ocorrência ainda no útero. Além disso, fazer o pré-natal era quase ficção científica. Hoje, a mulher tem como saber se espera gêmeos desde o início da gestação. Portanto, não existem desculpas para não ir se preparando para essa dupla maravilha que está por vir, de forma completa, segura e tranquila.

Para amamentá-los, use seus instintos. Com amor e carinho você vai conseguir.

O aleitamento materno é uma grande prova de doação e renúncia, fase em que a mulher precisa estar sintonizada com seu bebê, acompanhando os desejos e as necessidades dele. Amamentar ou mesmo cuidar de gêmeos parece uma missão impossível, mas aos poucos irá se tornar uma atividade agradável e extremamente gratificante.

Dicas:

- Siga uma dieta específica e rigorosa, especial para você.
- Deixe uma garrafa com água ao seu alcance. Beba de oito a dez copos de água por dia.
- Procure ter ao seu lado uma pessoa experiente, que possa ajudá-la no atendimento aos bebês.
- Faça o máximo para distinguir os gêmeos. Por exemplo, use roupinhas diferentes ou invente algum detalhe que permita diferenciá-los imediatamente. Isso evitará que você amamente o mesmo bebê duas vezes seguidas.
- Lembre: trata-se de gêmeos, mas mesmo nessa fase cada qual possui temperamentos e gostos particulares. Observe a reação e o comportamento de cada um para saber a melhor maneira de lidar com eles.
- Use e abuse da boa vontade do papai – ou da vovó –, principalmente nas mamadas noturnas.
- O ideal é amamentar um bebê por vez, pois uma mãe com pouca experiência pode ficar estressada ao realizar essa tarefa com os dois bebês ao mesmo tempo (um em cada seio). Eu soube de um caso em que uma mamãe

conseguiu intercalar seus trigêmeos (dois por vez, obviamente), e teve leite para todos durante o *tempo regulamentar* de seis meses. É claro que nem sempre é fácil. Caso não seja possível, não se sinta constrangida em pedir ajuda. Faça uso de mamadeiras, que podem conter leite materno ou um leite pediátrico (orientado pelo pediatra).

Fatos

Exemplos que emocionam e elucidam

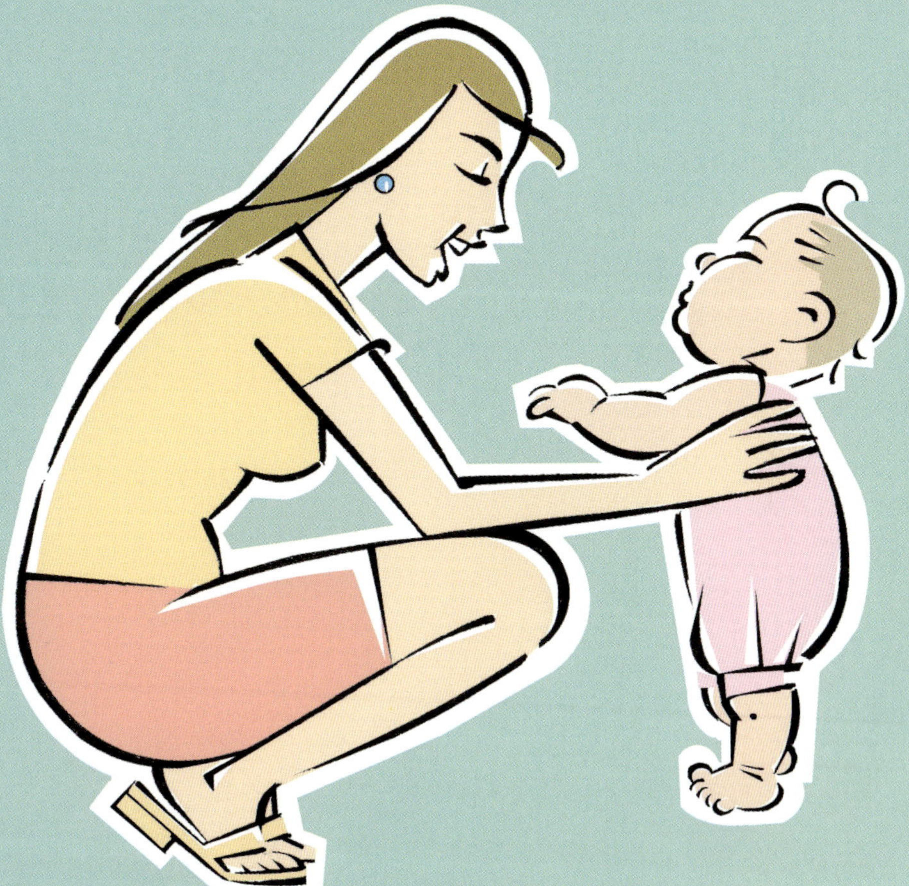

Durante muito tempo, tanto mulheres como homens consideravam que engravidar era algo puramente natural, instintivo. Não que também não seja. Mas hoje em dia a decisão do casal de engravidar (note: o casal) implica uma total mudança de atitudes, que se tornam mais racionais que emocionais.

A questão sai do âmbito do puro instinto para se tornar todo um processo de adaptação, remanejamento físico, espiritual e, sem sombra de dúvida, financeiro. Hoje, a maior parte dos casais maduros que decidem ter um filho pensa em primeiro lugar na situação econômica para, só então, refletir sobre os outros aspectos.

Mas este capítulo pretende abordar dois tipos de histórias. Algumas têm um enfoque que ultrapassa todas as condições. São exemplos de pessoas que foram fundo no sentimento e venceram, sentindo-se enobrecidas pela experiência. Outras têm o objetivo de elucidar certas "verdades", popularmente vistas como certas, mas que a realidade comprovou serem fruto da crendice popular.

Parando de voar

Sheila é uma lutadora. Vencendo tanto oposições como preconceito e situações adversas, ela quis se tornar piloto (note que é uma palavra que não admite o gênero feminino, ainda!). Aos 20 anos, já era piloto de aviação comercial, em voos domésticos (nacionais). Aos 26 anos, foi promovida para rotas internacionais. Aos 28 anos, conheceu o companheiro, que veio a lhe confidenciar: "Quero me casar e ter três filhos". Sheila surpreendeu-se pela coincidência: era o exato número de filhos que ela desejava ter.

Os dois se casaram e passaram a se concentrar na busca de seu objetivo. Embora já soubesse, Sheila só descobriu de fato mais tarde que, ao engravidar, teria de deixar de voar. A pressão exercida no organismo humano pelas altas altitudes poderia causar problemas ao bebê.

Após ponderar muito – ela ficaria um ano sem vencimentos; e a licença-maternidade sancionada recentemente estipulou um valor de teto máximo muitíssimo inferior ao seu salário – junto com o companheiro, ambos chegaram à conclusão de que, se desejavam mesmo gerar três filhos, teriam de começar logo, ou não haveria tempo hábil.

Decidida à gravidez, passaram ao próximo passo: engravidar. No caso deles, tratava-se de transpor outro obstáculo. Foi um verdadeiro exercício de paciência fazer coincidir a escala de trabalho de ambos com os dias de ovulação de Sheila. "Tive dois alarmes falsos extremamente frustrantes. Numa das ocasiões, minha expectativa de estar grávida era enorme. Aí, em pleno voo, fui surpreendida com o fluxo menstrual. Fiquei frustradíssima", ela conta.

Sheila decidiu que iria usar a razão de forma mais direta: de posse das escalas, fez e refez cálculos e encontrou um dia. Era o dia D. "Liguei para meu marido e lhe disse: 'É hoje!'". E não é que deu certo? Algumas semanas depois, um enjoo forte durante um voo levou-a a fazer o teste doméstico: positivo. Para garantir, já em terra, foi ao médico e obteve a tão sonhada confirmação.

Seguiu-se toda a alegria pela gravidez. E também os momentos de insegurança quanto ao seu futuro ao retornar ao trabalho, e os receios pela perda de suas formas perfeitas (Sheila tem 1,75 m e porte de modelo). Para uma mulher determinada e ativa como Sheila, ter de deixar todos os seus afazeres para se dedicar exclusivamente à tarefa de gerar um bebê era quase impensável. Mas, quando perguntada sobre isso, ela responde com muito bom humor e otimismo: "A maturidade que a maternidade tem me proporcionado vale mais do que mil carreiras". (*Sheila foi entrevistada às vésperas de dar à luz.*)

Se dois é bom, três deve ser ainda melhor!

Silvana é a mãe de Gabriela, Milene e Fabiana. Três meninas lindas, geniosas e arteiras, como quaisquer garotinhas de 9 anos de idade. Como?! As três têm a mesma idade?! Sim! Silvana desafiou a sorte e teve trigêmeas idênticas.

O casamento aos 19 anos foi planejado com cuidado. Ao contrário do que todos imaginavam, Silvana não estava grávida. Ainda. Ela e o companheiro decidiram se casar por um motivo muito mais banal: amor. Nesse mesmo ano, Silvana ingressou na faculdade, e seu objetivo era concluí-la primeiro e aumentar a família depois.

Mas o destino decidiu pregar-lhe uma peça e, logo nos primeiros meses da faculdade, engravidou. O companheiro disse-lhe que não haveria problema, pois o parto se daria durante as férias, e depois ele poderia cuidar do bebê no período noturno, enquanto ela estudava.

Entretanto mais uma vez o destino decidiu que não seria assim. Logo no primeiro ultrassom, no 3º mês de gestação, o médico confirmou: gêmeos. Só não sabia, ou não tinha certeza, de que eram três.

Mais alguns meses e o tamanho do ventre denunciou que não se tratava de uma gravidez gemelar comum. Novos testes foram feitos, mas a confirmação mesmo só aconteceu no dia do parto. Três meninas!

À alegria inicial seguiram-se semanas extenuantes, em uma rotina constante de amamentar, embalar, trocar, lavar etc. Silvana acreditava, romanticamente, que seria capaz de criar suas filhas sozinha. Até que se deu conta de que não se tratava de ser ou não competente, mas de impossibilidade física. Nenhum bebê recém-nascido possui um ritmo igual ao de outro, ou horários iguais. Mal ela amamentava uma, a outra já queria seu seio e a terceira precisava ser trocada. Todos os dias e o dia todo.

Constatada a dificuldade, Silvana reuniu o companheiro, os pais e os sogros, expôs-lhes seus sentimentos e lhes pediu socorro. Todos se uniram e ajudaram financeiramente na contratação de uma pessoa especializada. E somaram esforços para se revezar no auxílio aos cuidados com os bebês.

"Aí eu percebi o quanto tinha sido egoísta. Minha mãe e minha sogra adoraram colaborar. Mataram a saudade do tempo que cuidaram de mim e de Carlos, e foram mais do que avós", Silvana disse. Com toda essa infraestrutura, Gabriela, Milene e Fabiana cresceram e se desenvolveram muito bem.

E Silvana, por sua vez, retornou à faculdade quando as gêmeas completaram 2 anos. O pai exultou com a oportunidade de experimentar a *maternidade* plenamente. E todos os quatro avós mataram a vontade de serem *pais*, mesmo que por breves momentos, de novo. (*Em 1999, Silvana concluiu o curso de direito, e na formatura estavam presentes suas trigêmeas.*)

E a vida encontra um motivo

Marina é uma dessas mulheres que deixam um rastro de determinação e otimismo por onde quer que passem. Executiva de uma multinacional francesa, buscou a excelência em tudo o que fazia desde a infância. Quando, aos 7 anos, sua mãe a colocava para lavar os pratos, Marina não somente lavava, mas deixava toda a cozinha em ordem. Aos 13 anos, acatando um pedido de sua professora para que fizesse um trabalho, Marina escreveu uma tese que lhe valeu uma menção honrosa na formatura. Aos 18 anos passou em um dos maiores vestibulares do país em terceiro lugar. Ela não se contentou, porém, e fez de tudo para ter o primeiro lugar quando se formou. Quando estava no segundo ano da faculdade, planejou onde e como iria estagiar. Organizou uma lista das melhores faculdades e foi atrás dos nomes das pessoas que decidiriam quais seriam os currículos selecionados.

Marina fez uma nova triagem e decidiu-se por três empresas. Pela ordem de importância, pôs em prática seu plano. Usando seu dom redatorial, escreveu uma carta na qual expunha seus objetivos. Comprou um maravilhoso arranjo de flores e foi pessoalmente entregá-lo. Vestindo um jaleco com o logotipo de uma floricultura por cima de um elegante *tailleur*, ela conseguiu chegar até a pessoa procurada. Apesar de a primeira tentativa ter falhado, a segunda deu resultado, e Marina conseguiu o estágio. (Nota: anos depois, quando ela já era uma gerente muito bem-conceituada, a primeira empresa, aquela que a recusou, soube por uma matéria de jornal que tinha posto para fora uma excelente profissional, e por motivo fútil. O gerente de Rh que recebeu as flores não gostou do arranjo – achou de mau gosto – e não quis ouvi-la.)

Eis que, aos 38 anos, com uma carreira estável e bem posicionada, um companheiro que a respeitava e admirava – somente namoravam –, Marina achou que já era hora de buscar outro desafio: um filho.

Planejou tudo nos mínimos detalhes: verificou as metas da empresa, os projetos em andamento e os que iriam ser implantados, quem dentre seus subordinados tinha condições de substituí-la durante seu afastamento, e esquematizou um cronograma. A poupança que fizera durante dois anos seria suficiente para mantê-la e ao bebê pelo tempo que imaginara que ficaria afastada.

Feito isso, expôs seus planos, tanto à empresa quanto ao companheiro. A todos os "senões" que lhe eram colocados ela respondia com uma argumentação à altura.

Marina planejara tudo, menos o que estava por vir. Sua gravidez transcorreu com normalidade. Mesmo durante o 1º trimestre os enjoos foram leves e não interferiram no trabalho. O 2º trimestre iniciou-se igualmente bem, até o começo do 6º mês.

Suspeitando de algo, o médico solicitou-lhe que fizesse um exame mais detalhado. A suspeita confirmou-se: síndrome de Down. Era uma possibilidade que Marina não tinha previsto. Em seu histórico familiar, não existia nenhum indício de que isso pudesse ocorrer. Na família dela, não; mas na dele havia.

Sem perda de tempo, como era de sua natureza, Marina foi buscar na literatura tudo o que havia sido escrito sobre a síndrome. Conversou com psicólogos, pedagogos, pediatras e outros especialistas. Buscou referências e informações em todos os lugares possíveis. O resultado foi o mesmo: não há cura, pois o mal ocorre na formação dos gametas.

Mas, ao contrário de muitas pessoas, Marina não é do tipo que se deixa arrasar. Determinou que seu filho, com ou sem síndrome, iria se tornar um ser humano feliz.

Verificou a existência de instituições que lidam com portadores de deficiência. Não se sentiu satisfeita com nenhuma. Pesou todas as possibilidades e chegou à conclusão de que iria usar todo o seu *know-how* profissional para mudar essa realidade.

"Arregacei as mangas e fui para dentro da instituição, pedindo que me acolhessem. Queria aprender como lidar com meu bebê, e em troca dispus-me a trabalhar como voluntária", coloca a executiva. "É incrível como a gente só se dá conta real da existência de um fato quando ele bate à nossa porta."

Daniel, seu filho, nasceu com 52 cm e quase 4 kg. Os olhinhos amendoados característicos dos portadores de Down encantaram a todos. Marina sabia que Daniel iria levar, no mínimo, o dobro do tempo para desenvolver o controle sobre seu corpo. A coordenação motora e todo e qualquer aprendizado, elaborado ou não, demorariam vários anos para serem assimilados. Mas nada disso a desestimulou. Ela passara meses se inteirando de tudo acerca do universo que envolvia um portador da síndrome de Down e, antes mesmo do nascimento de Daniel, ela já o conhecia intimamente.

O resultado de tanto amor e dedicação foi algo que jamais lhe ocorrera antes da gravidez: Marina decidiu se desligar definitivamente da empresa em que trabalhava para se dedicar à instituição que a ajudara a entender Daniel.

Seu trabalho com seu filho e outras crianças portadoras de Down possibilitou a muitos a oportunidade de se desenvolverem a ponto de se tornarem autossuficientes. Daniel e outros amigos hoje são cidadãos que têm uma profissão e o respeito de seus colegas de trabalho, e dedicam-se a ajudar outros a vencer sua deficiência.

Nascidas na natureza[7]

No coração da Amazônia, num cantinho esquecido do Brasil, no estado do Amapá, as pessoas continuam nascendo. Importante ressaltar este fato, pois quem habita aquele pedaço do mundo é gente simples, cujos recursos médicos são provenientes daquilo que a natureza lhe deu: o dom. "O dom é assim, nasce com a gente", explica D., nascida há 96 anos M. dos S. M. Ela é a parteira mais idosa do Amapá.

D. e suas *colegas* são unânimes em dizer que a profissão "não se aprende, não se ensina, nem se escolhe". Ou se nasce com ela, ou se procura outro ofício. É a arte das *pegadoras de menino*, cujas mãos hábeis trouxeram ao mundo nada menos que 90% do quase meio milhão de habitantes do estado do Amapá. E há mais um fato assombroso: o Amapá tem o maior índice de partos normais do país.

Isso se torna ainda mais assombroso quando se confrontam os números dos partos anuais. Em todo o Brasil, a cada dez mil partos normais morrem duas mulheres. A cada dez mil operações cesarianas são sete os óbitos. Sendo que de todo o universo de cesarianas somente 5% a 10% teriam efetivamente de ser cirúrgicos.

7. Texto baseado na reportagem "Mães da natureza" da revista *Época*, São Paulo.

D. tem uma explicação um tanto diferente, mas não menos elucidativa: "pegar menino é esperar o tempo de nascer. Os médicos da cidade não sabem e, porque não sabem, cortam a mulher".

Essa anciã já fez perto de dois mil partos e, ao longo dessa extensa carreira, só perdeu três bebês. Apesar dessa incrível *performance*, ela se lamenta por essas perdas todos os dias.

As histórias desta e das cerca de sessenta mil parteiras brasileiras se entrelaçam em enredos de mistério, magia e sabedoria. Um conhecimento que escola nenhuma poderia supor, pois é fruto da experiência de gerações e gerações de mulheres, feito pelas mãos destas e só por elas compreendido e assimilado. "Quando é hora do menino chegar, a mulherada se reúne e é uma graça", conta J. dos S., 77 anos, de Ponta Grossa do Piriri, a cerca de 100 km de Macapá. Com a sabedoria conferida pela mata, J. ri e completa: "É tão bom parir...".

Um dos motivos que levam muitos médicos a optar pela cesariana é a posição do bebê. J. explica o seu procedimento quando isso acontece: "aqui, se o menino acomodou de mau jeito, a gente vai e dobra. Vou puxando até ele se ajeitar, botar a cabeça no lugar. Aí não precisa cortar. Médico não sabe dobrar menino".

As parteiras sobem e descem os rios em barcos precários. Não têm hora para ir e vir. São chamadas de madrugada, de manhãzinha, altas horas da noite. Ao ouvir o chamado, levantam-se e vão. Sem saber se quem as chamou tem algo para lhes dar em *paga*. "Quem tem dá alguma coisa, quem não tem fica a paga pra Deus", explica J. Não é pelo dinheiro que essas mulheres se entregam a esse ofício com o corpo e toda a alma. Apesar de o SUS pagar R$ 54,80, bem poucas recebem. Somente seis mil estão organizadas em rede. Elas reivindicam o reconhecimento da profissão e acesso aos direitos trabalhistas. Graças a essa organização, as parteiras do Amapá têm capacitação e integram programas de renda mínima. Mas o resumo dessa *ópera* feita de sangue, *água de menino*, suor e lágrimas nos traz uma constatação alentadora. O trabalho das *pegadoras de menino* do Amapá confirma que as mulheres continuam tendo a mesma capacidade de gerar e parir os filhos como tinham nossas avós e bisavós. O que mudou é a visão que as pessoas têm do parto.

Somente vegetais

Nancy é uma moça esclarecida. Afinal, como jornalista, não poderia deixar de sê-lo. Há sete anos decidiu pela dieta vegetariana, depois de visitar a fazenda de um importante frigorífico. "Foi um grande choque! Eu imaginava como era, mas não podia imaginar como era feito, na realidade, o abate dos animais", explica a jornalista.

Após esse choque, Nancy optou pelos vegetais, e não se arrepende. Sua qualidade de vida, assegura ela, mudou radicalmente. Sente mais disposição, tem mais vontade de trabalhar, divertir-se e viver, enfim. Tem seus inconvenientes, é óbvio. Quando é convidada a jantares ou almoços, precisa verificar bem quais os ingredientes utilizados. Quando se opta pelo vegetarianismo, qualquer substância de origem animal tem o efeito de um poderoso tóxico no organismo. Por isso, mesmo um inocente pedaço de lasanha (que só tem no recheio uma fina fatia de presunto) pode desencadear um processo alérgico violento. "Ou não. Muitas vezes, nada acontece. Depende de organismo para organismo", coloca.

E Nancy engravidou. E, assim como qualquer mulher esclarecida, buscou a orientação de um médico obstetra no pré-natal. "Ela me indicou suplementos vitamínicos para suprir a carência de proteína animal", explica. Afora os suplementos, Nancy continuou sua dieta vegetariana sem alterações. Fez exames periódicos, por recomendação médica, para verificar a existência de uma possível anemia. "Nada. Minha gestação é completamente normal!", afirma.

O exemplo de Nancy comprova que a adoção de uma dieta vegetariana é completamente segura, desde que haja acompanhamento médico adequado e que a gestante se preocupe em ingerir todo o tipo de nutrientes para promover o equilíbrio alimentar tanto seu quanto do bebê. Quanto ao bebê de Nancy, uma menina, teve um desenvolvimento totalmente normal, sem que a falta de proteínas de origem animal tenha lhe afetado em nada. Isso significa a quebra de outro tabu: a dieta vegetariana é possível para grávidas.

Superando as lendas

São muitas as causas de um boato. E a repetição dele ao longo do tempo acaba por torná-lo *lenda*. Uma delas diz respeito à relação entre o ganho de peso da mãe e o peso do bebê ao nascer.

Cristina tinha um sonho desde a infância: ter um bebê gorducho e rosado. Quando se casou, disse ao marido que iria querer um filho bem gordinho. Então, quando uma amiga ganhou seu bebê – quase 5 kg de pura felicidade –, pediu a ela informações, visto que desejava tanto um bebê como aquele.

Uma vez grávida, Cristina iniciou as consultas pré-natais com o mesmo médico da amiga. Ele logo a alertou para a questão do ganho de peso. Mas Cristina estava obstinada; sua amiga engordara cerca de 20 kg e seu bebê nascera gorducho. Ela iria realizar seu sonho e ponto final.

O resultado não foi o esperado, como é de se supor. Cristina teve um bebê absolutamente normal, mas com 2,5 kg. Muito embora ela tivesse ganho, ao longo da gestação, cerca de 17 kg!

O outro exemplo vem de Heloísa, que acreditava que a gravidez transformava a mulher em um monstro disforme. Ela ouvia de muitas mulheres sobre o *martírio* da maternidade. E cresceu com essa ideia.

Casou-se com um homem honesto e sincero que da vida só desejava uma coisa: ser pai. Heloísa tentou desvencilhar-se por todos os meios. Disse-lhe o quanto eram felizes sozinhos, que eram muito jovens para pensar nisso e que precisavam aproveitar a vida enquanto eram só os dois.

Os anos foram se passando e João Pedro resolveu dar-lhe um ultimato: queria um filho. Assegurou-lhe de que ela não iria ter trabalho algum, pois ele se encarregaria de cuidar do pimpolho, dar banho, trocar a fralda etc. Disse-lhe ainda: "Se eu pudesse gerá-lo, não estaria lhe pedindo isso...". Essas palavras doeram fundo no coração receoso de Heloísa, e ela cedeu.

Embora tivesse aceitado, decidiu que iria fazer de tudo para manter a forma, tão arduamente obtida a partir de muita academia e dieta. Comia o mínimo necessário ao seu organismo e ao do bebê, embora sentisse muita fome. Para enganar o estômago, bebia muita água, o que a fazia urinar a cada cinco minutos. Por causa da dieta rigorosa, a barriga só foi surgir – um indício mínimo – no 6º mês.

O médico alertou-a repetidas vezes para o perigo de manter sua obstinada dieta, mas ela não lhe deu ouvidos. João Pedro também se preocupava. Sonhara tanto com uma barriga grande e lustrosa na qual ele poria a orelha, e a acariciaria, conversando com seu filho; e nada disso acontecia. Perguntou a Heloísa se ela não estaria comprometendo a saúde do bebê. Ao que ela lhe respondia imediatamente: "Sei muito bem o que estou fazendo".

Sandrinha, a filha deles, nasceu com nove meses completos, mas com pouco mais de 1 kg. Isso porque Helô teve um ganho de peso de pouco mais de 6 kg. O peso da criança era quase o de uma prematura, e ela precisou passar um tempo na incubadora para engordar. O desespero e a frustração de João Pedro refletiram fundo em Heloísa, que enfim se deu conta do tamanho do seu egoísmo.

Para alegria de ambos, Sandrinha ganhou peso e desenvolveu-se normalmente. E aos 3 anos ganhou um irmãozinho de nome Pedro, que nasceu com quase 4 kg. Heloísa, por sua vez, teve um ganho de peso à altura desse belo bebê.

Por fim, o caso de Maíra. Nem todas as mulheres têm uma reação tão adversa como ela, mas é preciso dizer que mesmo as singularidades existem e nem por isso deixam de ser *normais*.

Alguns meses depois de se casar, Maíra engravidou. O marido não cabia em si de tão contente, e contava a todo o mundo a novidade. Porém sua esposa não se mostrava tão exultante. Desde que confirmara a notícia, a alegria pelo filho que estava por vir se transformou em um sentimento difícil de se compreender.

Começou aos poucos. Assim que o marido chegava, ela corria para o banheiro, tomada por náuseas terríveis. O mais incrível é que durante todo o dia, estando sozinha, Maíra nada sentia. Mas bastava o marido entrar em casa e as náuseas tomavam-na de tal forma que ela não conseguia manter-se em pé.

O médico diagnosticou como sendo um problema normal da gravidez. Durante o 1º trimestre, até que o organismo se adapte à nova condição, os enjoos iriam se repetir, mas com o tempo cessariam.

Entretanto não foi isso que aconteceu. Com o desenvolvimento da gestação, as náuseas só fizeram aumentar. O casal não podia se encontrar. Desde o primeiro diagnóstico do médico, Gilberto decidira se afastar de Maíra, para que ela pudesse se adaptar. Porém a cada encontro começava tudo outra vez. E era só com ele. Nenhum outro homem que dela se aproximasse lhe causava incômodo.

Incentivada por uma amiga, Maíra decidiu procurar um terapeuta. Ele ouviu atentamente o relato dela, que, aos prantos, pedia que a ajudasse a entender o que se passava, pois amava o marido e temia perdê-lo. O psicólogo, um profissional experiente, disse-lhe que se tratava de um caso de instinto de fêmea. Segundo ele, no reino animal, muitas fêmeas quando prenhas afastam o macho até que termine a gestação. No caso dela, o cheiro do macho, no caso seu marido, ativava essa memória primitiva, resultando na sensação de náusea. O psicólogo lhe assegurou que assim que parisse o bebê tudo voltaria ao normal.

E foi o que aconteceu. Meses depois, já com o filho nos braços, Maíra recebeu Gilberto no quarto e, com os olhos marejados, disse-lhe que o amava mais do que tudo.

E, como nos contos de fada, *eles viveram felizes...*

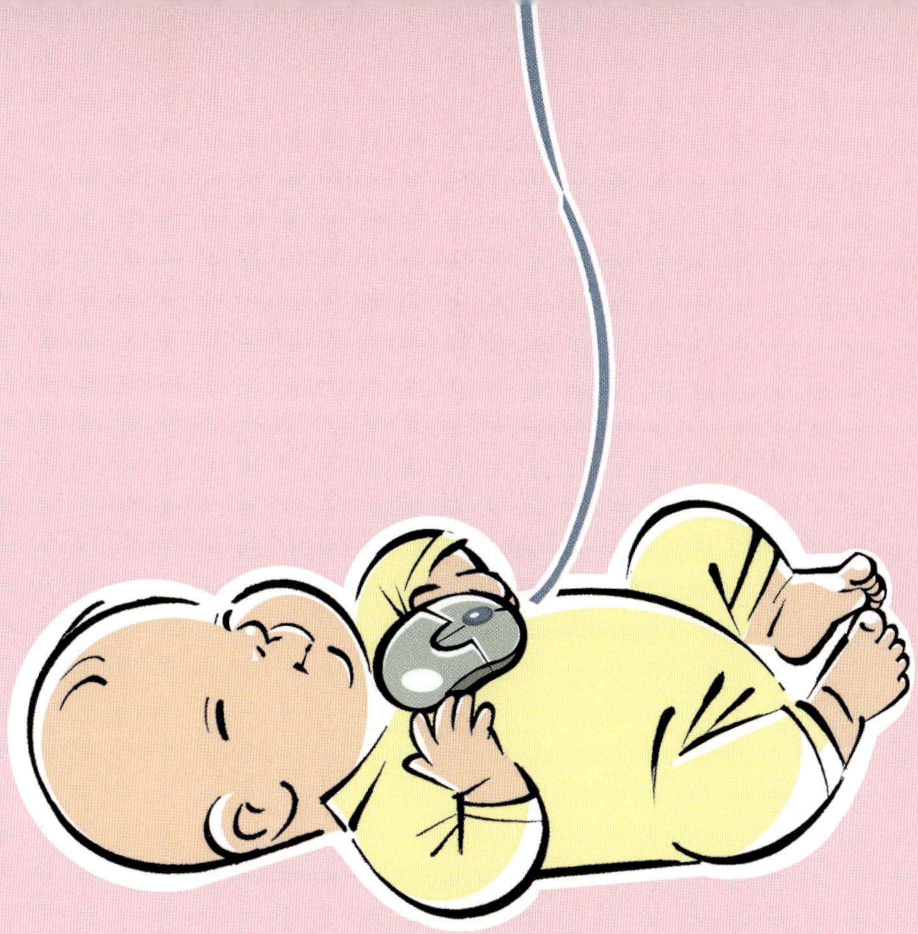

E nosso bebê é virtual!

Comunicando-se com o mundo

Comunicar-se hoje é muito fácil. Ainda mais com o advento da internet e dos poderosos computadores pessoais que interligam milhões de pessoas em todo o mundo ao custo de uma ligação telefônica local. E daqui a algum tempo sem custo algum, pois a tendência é os provedores possibilitarem o acesso à rede por meio dos números 0800 (sem tarifa). Mas a maior das maravilhas é poder colocar a carinha de nosso bebê na rede para o mundo todo ver. De olho nesse filão de mercado, diversas maternidades já disponibilizaram esse serviço aos pais. Entretanto isso só acontece depois do nascimento do bebê.

Porém já tem muito bebê na rede desde o primeiro ultrassom, em imagens com animação que dão plena sensação de movimento. Júlia M., advogada, mal acabou de dar à luz e a imagem de Julinho foi vista on-line do outro lado do mundo, em Macau, terra natal dos ancestrais de Júlia. "A tecnologia possibilitou que meus tios pudessem compartilhar dessa alegria comigo", desabafa a orgulhosa mamãe. Rogério, o pai, ocidental e *coruja* como ele só, foi quem contratou a agência especializada em criação e elaboração de home pages. Depois de criada e colocada no ar — na décima semana do Julinho —, o próprio pai se encarregou de atualizá-la semanalmente. A cada nova descoberta e nova emoção, ele se sentava diante do computador e punha-se a descrevê-las como num diário.

"Para mim foi como um exercício de ser pai. Como não podemos participar de tudo da mesma forma que a mulher, pensei em uma maneira de verbalizar minha alegria em estar vivendo tudo", explica. Ele diz ainda que, pelo fato de sua esposa ser descendente de chineses, boa parte de sua família se encontra no oriente, e assim ficariam privados de acompanhar a gestação deste primeiro representante de uma cultura mestiça. "Foi aí que eu tive a ideia de fazer a home page."

Como dica para quem se animou com a ideia, ele avisa que o projeto deve ser planejado antes de ser iniciado. Não deve conter muitos elementos de animação, pois eles, mais a inserção das fotos, podem tornar a página muito lenta e cansativa. A cada semana, ou quinzena, a atualização deve conter no máximo duas fotos, visando a agilidade. Os textos devem ser objetivos e sucintos. "Na primeira versão eu pequei pelo excesso. Comprei e paguei por um superwebsite", confessa. Contudo Rogério só se deu conta depois, quando já era tarde. Engoliu o prejuízo e ele mesmo removeu os excessos.

Por isso, para quem quer se aventurar e colocar o bebê na *net*, aí vão algumas dicas:

- dê uma navegada por aí e veja algumas páginas pessoais;
- encontrada uma que interesse, *salve-a* e grave-a em seus favoritos;
- passe a informação para um CD e leve-o à empresa contratada para elaborar a home page, usando-o como referência;
- insista em que deseja algo simples, não se deixe levar pelas promessas de *conectividade*, agilidade e animação;
- tenha em mente seu objetivo: proporcionar aos parentes e amigos distantes a possibilidade de acompanhar sua gestação.

Se tiverem jeito para a coisa, vocês mesmos podem criar sua página (existem diversos sites e provedores que disponibilizam tutoriais para este fim). Mesmo que não tenham um escâner (equipamento que digitaliza fotos) ou uma câmera digital, existem inúmeras lojas especializadas que poderão escaneá-las.

Criem o texto de abertura antecipadamente (as conexões telefônicas ainda são bastante instáveis, e uma queda pode interromper o trabalho obrigando-os a recomeçar várias vezes). O processador de texto Word (versões 97 e 2000) tem a opção de exibição em layout de página web. Além desse existe um programa de fácil operação, o FrontPage, que oferece boas ferramentas para elaborar qualquer página para a internet.

Depois de criada, é só pôr sua página na rede e divulgá-la aos amigos e parentes. Boa sorte!

Nenhum website poderá substituir os anos de experiência ou a avaliação pessoal de um profissional de saúde. Se usados como ponto de partida, é uma excelente fonte de informações; procure ter certeza de que o site que você está utilizando tem uma direção médica.

Agradecimentos

A Quartim de Moraes, pelo profissionalismo, amizade e carinho durante todos esses anos.

A André Castro e Edaury Cruz, pelo apoio e incentivo.

A Márcia Batista, Juliana Campoi, Adriane Gozzo e a toda equipe da Ediouro, pelo carinho com que me receberam.

A Viviane Deeke, por seu brilhante trabalho, sua amizade e dedicação.

E meus sinceros agradecimentos a todos os profissionais que se dispuseram a contribuir com este livro de forma tão gentil e solícita. Muito obrigada!

Dr. AMÉLIO FERNANDO DE GODOY MATOS

- Endocrinologista pós-graduado pela PUC/Rio de Janeiro, chefe do serviço de Nutrologia e Metabologia do Instituto Estadual de Diabetes e Endocrinologia do Rio de Janeiro, presidente da Sociedade Brasileira de Endocrinologia – Regional do Rio de Janeiro.

Dr. ALBERTO d'AURIA

- Ginecologista, obstetra, diretor de relacionamento do Hospital e Maternidade Santa Joana/Pró Matre Paulista.

Dr. NELSON ANTUNES JÚNIOR

- Ginecologista e obstetra, especialista em reprodução humana, esterilidade conjugal e manipulação de gametas.

Dr. LUIZ JUN SHIOZAWA

- Mestre em Odontologia pela Universidade de São Paulo, aluno de pós-graduação nível de doutorado pela USP, Estagiário didático na disciplina de Escultura Dental Fousp.

DR. RENATO KALIL

- Ginecologista e obstetra, médico do *staff* do Hospital Israelista Albert Einstein e do Hospital e Maternidade São Luiz, diretor clínico da Gene Medicina Reprodutiva, membro da Federação Brasileira de Ginecologia e Obstetrícia e membro da American Academy of Family Physicians.

MARCIA REGINA DA SILVA

- Consultora internacional em aleitamento materno – IBLCE. Coordenadora do Gaam, Grupo de Apoio à Amamentação, do Hospital e Maternidade São Luiz.

DRA. CLÁUDIA JOSÉ ABUD

- Advogada, sócia do escritório Abud e Marques Advogados Associados, mestre e doutora em Direito do Trabalho pela PUC/SP.

ADRIANA PINOTTI

- Estilista e consultora de moda.

DANIELA AZEVÊDO VISCARDI
- Fisioterapeuta da Clínica Vida – São Paulo.
- Responsável pela parte fisioterápica de gestantes.

MYRIAN GANZERLI JORGE
- Nutricionista da Clínica Vida – São Paulo.

MÁRCIA CRISTINA FONTENELLE
- Maquiadora profissional. Há dez anos atua em companhias teatrais e eventos de moda.

JULIO MARCHETTI
- Educador físico, com trabalho focado em musculação, formado pela Faculdade São Judas Tadeu.

KÁTIA GOMES
- Graduada em Educação Física pela Faculdade Osec, especialista em Fisiologia do Exercício pela Escola Paulista de Medicina, pós-graduada em Treinamento Desportivo pela FMU, especializada em Treinamento Desportivo de Alto Rendimento e Musculação pela Academia Nac. de Cultura Física da Rússia – Moscou, Estágio no Instituto Cooper – Dallas, EUA, Exercise for Pregnancy/ Advanced Pre e Pos Natal Exercise Design e Fitness in Pregnancy – EUA.

SILVANA DE LIMA NAZARETH
- Cabeleireira do Studio W do Shopping Iguatemi, em São Paulo.

Bibliografia

ARTAL, Raul; WISWELL, Robert A.; DRINKWATER, Barbara L. *O exercício na gravidez*. 2. ed. São Paulo: Manole,1999.

EISENBERG, Arlene; MURKOFF, Heidi; HATHAWAY, Sandee. O *que esperar quando você está esperando*, 6. ed. Rio de Janeiro: Record, 1999.

KITZINGER, Sheila. *Il bambino*. Milão (Itália): Mandadori, 1999.

STOPPARD, Miriam. *Da gravidez ao nascimento*. São Paulo: Maltese, 1998.